患者さんのための
胃がん治療ガイドライン

2023年版

日本胃癌学会 編

金原出版株式会社

● 患者用ガイドライン作成委員

寺島　雅典	静岡県立静岡がんセンター　胃外科　（委員長）	
阿部清一郎	国立がん研究センター中央病院　内視鏡科	
川上　尚人	近畿大学医学部　内科学腫瘍内科部門	
木下　敬弘	国立がん研究センター東病院　胃外科	
草野　　央	北里大学医学部　消化器内科学	
篠原　　尚	兵庫医科大学　上部消化管外科	
轟　　浩美	認定 NPO 法人　希望の会	
仁科　智裕	国立病院機構四国がんセンター　消化器内科	
原　　浩樹	埼玉県立がんセンター　消化器内科	
室　　　圭	愛知県がんセンター　薬物療法部	
吉川　貴己	国立がん研究センター中央病院　胃外科	

● ガイドライン評価委員

佐伯　浩司	群馬大学医学部総合外科学講座消化管外科学分野　（委員長）	
稲木　紀幸	金沢大学医薬保健研究域医学系　消化管外科学/乳腺外科学	
沖　　英次	九州大学大学院　消化器・総合外科	
小田　一郎	総合川崎臨港病院　内科	
國崎　主税	横浜市立大学附属市民総合医療センター　消化器病センター	
佐藤　太郎	大阪大学大学院医学系研究科　消化器癌先進化学療法開発学	
瀧口　修司	名古屋市立大学大学院医学研究科　消化器外科学	
八尾　隆史	順天堂大学大学院医学研究科　人体病理病態学	

● 協力者（イラストレーター）

小林　奈加	Capibara Medical Illustration	

「患者さんのための胃がん治療ガイドライン 2023 年版」の刊行にあたって

　日本胃癌学会では他の学会に先駆けて胃癌治療ガイドライン第 1 版を 2001 年に発刊し，その後 2004 年には第 2 版，2010 年には第 3 版，2014 年には第 4 版，2018 年には第 5 版と版を重ね，2021 年には第 6 版を刊行しました。これに対して，患者さん向けのガイドラインとしましては 2004 年に「胃がん治療ガイドラインの解説」を発刊して以来，改訂がされないままとなっていました。この間，各医療機関では独自に資料を作成したり，企業や NPO 法人で作成した資料で患者さんに対して説明を行ってきました。しかしながら，患者さんが直接目にするインターネットなどは不適切な情報にあふれており，やはり患者さんに対して適切な情報を提供する事も学会の務めであるという声も大きくなってまいりました。この度，そういったご要望に応えるため，「患者さんのための胃がん治療ガイドライン 2023 年版」を発刊する事と致しました。本ガイドラインの刊行にあたりましては関係各位のご尽力により，企画から僅か 1 年足らずで発刊に漕ぎ着けることができました。この場を借りて関係された皆様に厚く御礼申し上げます。

　この約 20 年間の胃がん治療の進歩には目覚ましいものがあります。内視鏡的切除に関しては 2 cm 以下の粘膜内がんに対してのみ EMR が推奨されていたものが，現在では一部の未分化型がんを含めて ESD が推奨されるに至っています。

　外科的手術療法に関しても，当時は開腹手術が標準で，進行がんの一部では拡大手術も推奨されていました。ところが現在では，拡大手術の適応は極めて限られるようになり，当時は「臨床研究的な治療法」とされていた腹腔鏡手術が進行胃がんを含めて標準治療の一つとして推奨され，更にはより進化したロボット支援手術も推奨される時代になっております。

　薬物療法に関しては更に進歩が著しく，2004 年版では特定のレジメンすら推奨されていなかったものが，現在では三次治療まで個別のレジメンが推奨されるに至っています。

　こういった治療の進歩は同時に，複雑な多様性に富む治療が提供される事になり，患者さんにとっては余計に解りづらい印象を与えてしまいます。本ガイドラインでは，解説文に加えて多くの Q & A を設けております。初めから順番に読まなくても，ご自身がお知りになりたい箇所からご参照頂ければと思います。

　本書が胃がんと闘う多くの患者さんにとって僅かでも支えになりましたら，作成委員一同望外の喜びと感じております。

2023 年 1 月

作成委員長　寺島雅典

Contents

3章 Q & A

①総論

②診断

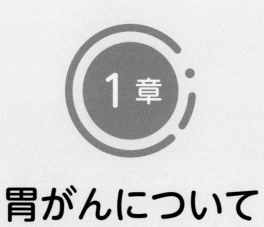

胃がんについて

1章 胃がんについて

1 | 胃とは

　胃は上腹部の左側に位置しています。食べ物を食べると食道から胃に入り，その後十二指腸に流れていきます。胃の入口を**噴門**，胃の出口を**幽門**と呼びます。胃の入り口に近い部分を**胃底部**，真ん中の部分を**胃体部**，幽門の手前の部分を**幽門部**と呼びます。また，食道と胃の境目を**食道胃接合部**と呼びます（図1）。

図1　胃の位置と周囲臓器の関係

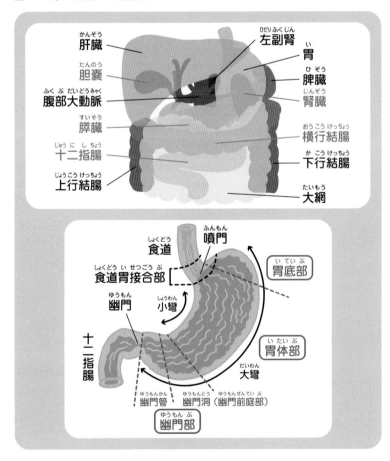

胃には，腹部大動脈から枝分かれした腹腔動脈から，さらに細かく分岐した多くの動脈が張り巡らされています。（図2）。胃の手術では，これらの動脈を切り離す（切離）ことになります。胃の静脈はその大半が門脈という血管に流入し，肝臓に流れていきます。

図2　胃の動脈

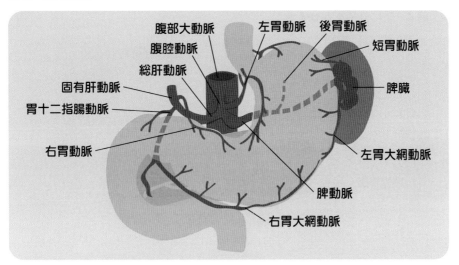

胃の組織中のリンパ液はリンパ管に集められ，胃の周囲のリンパ節を通って最終的には大動脈の周りを通って左の鎖骨の裏側で太い静脈に流入します。リンパ節は胃の周囲や，動脈の周囲に存在し，早い段階で転移が発生することからがんの手術ではそれらを取り除く（郭清といいます）ことが重要です（図3）。

図3　胃周囲のリンパ節

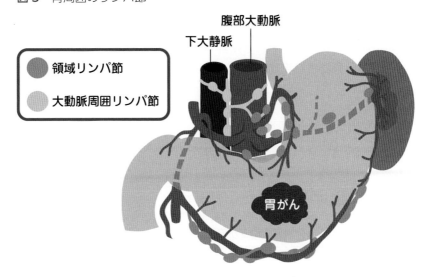

胃に分布する神経は主に**副交感神経**です。主要な副交感神経である迷走神経から枝分かれして胃の前壁，後壁に分布しますが，前壁の枝はさらに肝臓の下を通って胆嚢や胃の幽門に分布し，これらの収縮・弛緩を調整しています。胃の後壁の枝からは腹腔枝といって腹腔動脈の根元に沿って走行し，小腸の運動を調整しています（図4）。

図4　胃に分布する神経

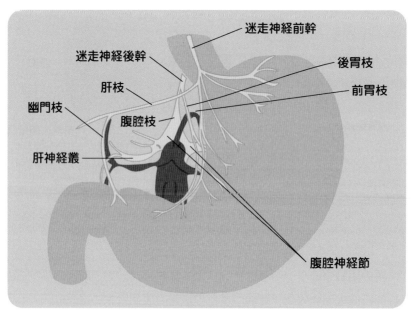

　胃の働きとしては，食べたものを溜めてすりつぶし初期の消化を行う，すりつぶして粥状にした食べ物を少しずつ十二指腸に送り出すことなどがあります（図5）。また，胃酸を分泌することにより，殺菌作用，タンパク質の消化を助ける，鉄やカルシウムなどのミネラルの吸収を促進する働きや，ビタミンB12の吸収に必要な因子も分泌しています。さらに，食欲を増進させるホルモンであるグレリンも胃から分泌されます。

コラム

副交感神経

　自律神経には交感神経と副交感神経があります。活動しているとき，緊張しているときは交感神経が優位になり，休憩しているとき，リラックスしているときは副交感神経が優位になります。交感神経が活発になると，血圧が上昇し，脈が速くなり，胃腸の働きが停止します。逆に副交感神経が活発になると，血圧が低下し，脈が遅くなり，胃腸の働きが良くなります。

図5 胃の働き

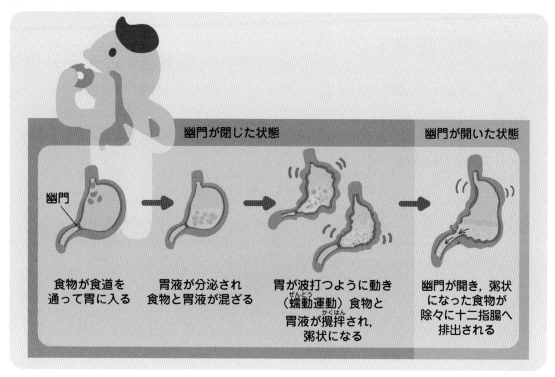

幽門が閉じた状態　　　　　　　　　　　　　　幽門が開いた状態

幽門

食物が食道を
通って胃に入る

胃液が分泌され
食物と胃液が混ざる

胃が波打つように動き
（蠕動運動）食物と
胃液が攪拌され，
粥状になる

幽門が開き，粥状
になった食物が
除々に十二指腸へ
排出される

胃の壁にはいくつかの層があります。内側から，粘膜(M)，粘膜下層(SM)，固有筋層(MP)，漿膜下層(SS)，漿膜(S)となっています（図6）。胃がんは必ず内側から発生し，時間の経過とともに深部に浸潤していきます。

図6 胃壁の構造

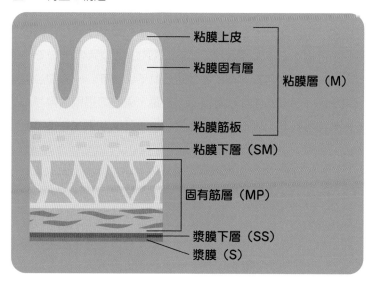

粘膜上皮

粘膜固有層

粘膜層（M）

粘膜筋板

粘膜下層（SM）

固有筋層（MP）

漿膜下層（SS）

漿膜（S）

1)胃がんの種類

　胃がんは胃の内側の上皮(粘膜)から発生した**悪性腫瘍***です。悪性腫瘍は良性腫瘍である**腺腫(ポリープ)**とは異なり，進行すると浸潤や転移を生じます。一方で，胃の内側の上皮以外から発生する腫瘍としては内分泌細胞から発生するカルチノイド，リンパ組織から発生する**悪性リンパ腫**，胃壁の間質から発生する**消化管間葉糸腫瘍(GIST)**などがあります。

*悪性腫瘍

　体を構成する細胞に由来し，正常の範囲を超えてふえたものを腫瘍といいます。このうち，異常な細胞が周りに広がったり，別の臓器へ移ったりして，臓器や生命に重大な影響を与えるものが悪性腫瘍です。体や臓器の表面などを構成する細胞(上皮細胞)からできる「癌」と，骨や筋肉などを構成する細胞からできる「肉腫」に分類されます。
(国立がん研究センター　がん情報サービス https://ganjoho.jp から)

2)胃がんが発生する仕組み

　胃がんが発生する仕組みとしては，胃に感染する**ヘリコバクター・ピロリ(ピロリ菌)**の感染によって引き起こされる胃粘膜の炎症(**萎縮性胃炎**)や，食事からの塩分のとり過ぎが重要な要素と考えられています。胃炎が持続すると**腸上皮化生**(胃粘膜が腸粘膜と同じような機能をもつ細胞に置き換わること)が発生し，やがて粘膜内の細胞ががん化することで胃がんが発生すると考えられています。もちろん，こういった発生の仕組みとは関係なく胃がんが発生することもあり，一部の胃がんでは遺伝による影響も報告されています(Q & A 総論 1：42 ページ参照)。

　このように，塩分のとり過ぎとピロリ菌の感染が胃がんのリスク因子と考えられていますが，これ以外にも，ヘルペスウイルスの一つである EB ウイルスによっても胃がんが発生することが知られています。一方で，喫煙も胃がん発生との因果関係が明らかになっていて，野菜・果物の摂取は胃がんの発生に予防的に働くと考えられています。緑茶の摂取にも予防効果がある可能性が指摘されています。

3)胃がんの組織分類

　胃がんは粘液や消化液を胃内に分泌する粘膜(腺上皮)から発生するため**腺がん**と分類されています。胃腺がんには大きく分けて**分化型胃がんと未分化型胃がん**の 2 種類があります(**図 7**)。

図7 胃がんの組織分類

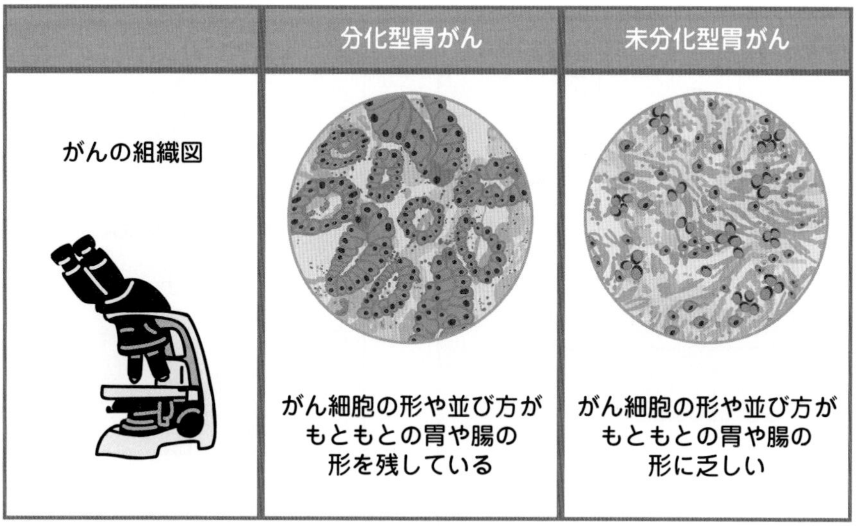

	分化型胃がん	未分化型胃がん
がんの組織図	がん細胞の形や並び方がもともとの胃や腸の形を残している	がん細胞の形や並び方がもともとの胃や腸の形に乏しい

これは，顕微鏡で見た細胞の形，並び方で分けられます。分化型胃がんはがん細胞の形や並び方がもともとの胃や腸の粘膜の形を残している一方で，未分化型胃がんではがん細胞の形や並び方がもともとの胃や腸の粘膜の形に乏しいのが特徴です。分化型胃がんは比較的高齢の方に多く，限局型(正常組織との境界が割とはっきりしていること)のがん細胞の増殖を示し，遠隔転移形式としては肝臓への転移が多いです〈(3)転移：11ページ参照〉。未分化型胃がんは比較的若い方の胃体部に多く発生し，浸潤型(細胞が塊をつくらずにばらばらと広がっていくこと)の増殖を示し，遠隔転移の形式としては腹膜播種が多く認められます。多くの胃がんでは両者のタイプが混在しています。

4) 胃がんの肉眼型分類

胃がんは見た目でも分類されています(肉眼型分類)(図8)。早期胃がん〈(2)胃がんの深さの分類：10ページ参照〉では大きく隆起型，表面型，陥凹型に分類され，表面型はさらに表面隆起型，表面平坦型，表面陥凹型に分類されます。最も多い肉眼型は表面陥凹型(0-Ⅱc)です。これらの肉眼型が混在して存在する場合もあります(例：0-Ⅱc＋Ⅱa)

進行胃がん〈(2)胃がんの深さの分類：10ページ参照〉の肉眼型には4種類有ります。腫瘤型(1型)，潰瘍限局型(2型)，潰瘍浸潤型(3型)，びまん浸潤型(4型)です。最も多い肉眼型は3型(潰瘍浸潤型)です。びまん浸潤型をスキルス胃がんとも呼びます。スキルス胃がんは粘膜面の変化に乏しいため早期発見が困難で，発見時には既に腹膜に転移〈(3)転移：11ページ参照〉が認められる場合もあり，

図 8　胃がんの肉眼型分類

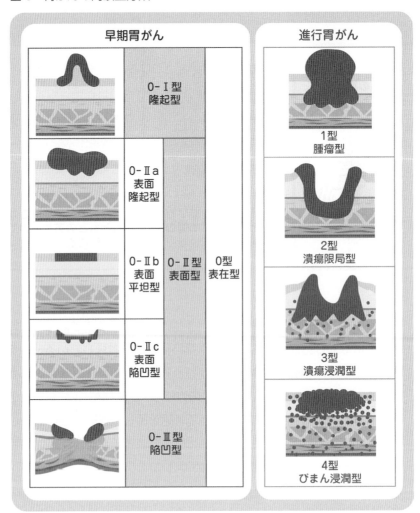

治りにくい胃がんの一つです。

　さらに，腫瘤型と潰瘍限局型を併せて**限局型がん**，潰瘍浸潤型とびまん浸潤型を併せて**浸潤型がん**に分類しています。限局型胃がんは，組織の型では分化型胃がんが多く，進行すると肝臓に転移することがあります。浸潤型胃がんは，組織の型では未分化型胃がんが多く，がん細胞がお腹の中にこぼれて増殖しやすいため腹膜の播種性転移が多いです。

3 胃がんの患者数

1950 年代には胃がんは国民病ともいわれ，男女ともに死亡率の第 1 位を占めており，胃がん検診が発足する理由の一つにもなっていました。その後，検診の普及により早期発見例が増えると同時に，ピロリ菌の感染率が減少し，1980 年代以降，胃がんの罹患率，死亡率が急速に減少する傾向が見られました（**図9-1**）。2023 年現在，罹患率は，男性で前立腺がん，大腸がんについで 3 番目に，女性で乳房がん，大腸がん，肺がんについで 4 番目に位置しています。死亡率は，男性で肺がんに次いで 2 番目，女性で大腸がん，肺がん，膵臓がん，乳房がんに次いで 5 番目に位置しています（**図 9-2**）。

図 9-1 がんの部位別罹患率

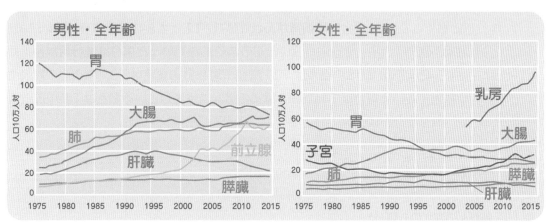

（「国立がん研究センターがん情報サービス」より）

図 9-2 がんの部位別死亡率

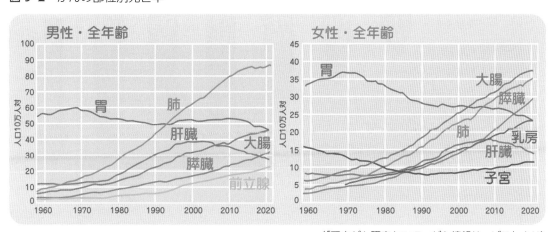

（「国立がん研究センターがん情報サービス」より）

4 | 胃がんの広がり方（浸潤，転移）

1）浸潤

　胃がんは粘膜層から発生し，徐々に胃壁の深いところへと進んでいきます。さらに進んでいくと胃の壁を突き抜けて胃の外側に露出していきます。その後，大腸，膵臓など近くの臓器に広がっていったり（浸潤といいます），リンパ節，肝臓や腹膜など離れた場所に飛んでいったりします（転移といいます）。胃に連続した臓器である食道や十二指腸に，がんが連続的に広がっていく場合もあり，この場合も浸潤といいます。

2）胃がんの深さの分類

　胃がんの進行程度は**がんの深さ（T），リンパ節転移の程度（N），遠隔転移の有無（M）**によって決定されます。胃がんが粘膜（M），粘膜下層（SM）に限局している（とどまっている）場合は**早期胃がん**と呼ばれ，**T1** と表記されます（粘膜は T1a，粘膜下層は T1b）。それより深いところまで進んでいった場合は**進行胃がん**と呼ばれ，固有筋層（MP）の場合は T2，漿膜下層（SS）の場合は T3，胃表面の漿膜面に露出している場合は T4a（SE），近くの臓器に浸潤している場合は T4b（SI）と表記されます（図 10，図 11）。

図 10　胃がんの深さの分類（1）

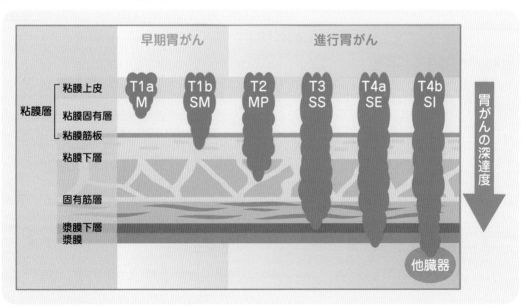

図 11　胃がんの深さの分類（2）

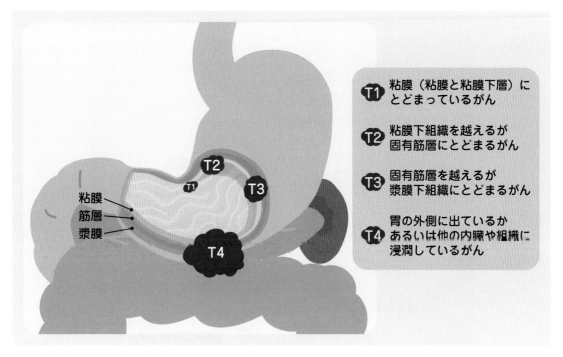

T1　粘膜（粘膜と粘膜下層）に
とどまっているがん

T2　粘膜下組織を越えるが
固有筋層にとどまるがん

T3　固有筋層を越えるが
漿膜下組織にとどまるがん

T4　胃の外側に出ているか
あるいは他の内臓や組織に
浸潤しているがん

粘膜
筋層
漿膜

3）転移

　　胃がんの転移形式には大きく分けて 3 種類あります（**図 12**）。比較的早期から転移が認められるのは**リンパ行性転移**です。がん細胞が胃壁のリンパ管の中に入り込んでいき，多くの場合，近くのリンパ節から遠くのリンパ節に向かって転移して（広がって）いきます（**図 13**）。リンパ節への転移は，胃の周囲や近接した部位に限られている場合（**領域リンパ節**といいます）に，手術でリンパ節を取り除くことで，ある程度治すことができます。この手術を**リンパ節郭清**といいます。リンパ節への転移の程度は，領域リンパ節への転移の数によって規定されています。転移がない場合は N0，1 個〜2 個の転移が認められる場合は N1，3 個〜6 個の転移を認める場合は N2，7 個〜15 個の転移で N3a，16 個以上で N3b と分類します。領域リンパ節よりも離れたリンパ節に転移が認められる場合は，血行性転移や腹膜播種性転移と同様，**遠隔転移（M1）**として扱われます。お腹の中に遊離したがん細胞が認められる場合も遠隔転移（M1）と判断されます。

　　一方，がん細胞が胃壁の血管の中に入り込んでいくと，血液の流れにしたがって，肝臓や肺，骨，脳など離れた臓器に転移していきます。これを**血行性転移**といいます。

　　がんが胃の表面に露出している場合，そこからがん細胞がお腹の中に散らばっ

図12 胃がんの転移形式

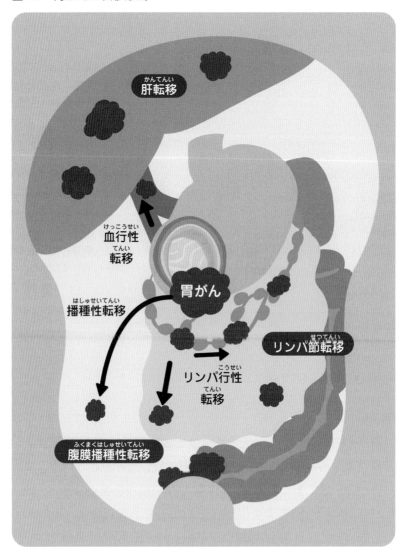

ていき，お腹の内側を覆っている腹膜という所に転移していきます。これを**腹膜播種性転移**（腹膜播種，腹膜転移とも呼びます）といいます。

　血行性転移や腹膜播種性転移が認められた場合は，手術でがんを完全に取りきることが極めて難しくなります。手術前の薬物療法で消失した場合や，極少数の肝臓への転移など限られた状況では，切除が行われる場合があります。

4）胃がんの進行度（ステージ）

　胃がんの進行程度（ステージ）は主に**胃がんの深さ**と**リンパ節転移の程度**で決定されます。遠隔転移が認められた場合はステージⅣとなります。手術前に胃内視

図 13　胃がんのリンパ節転移

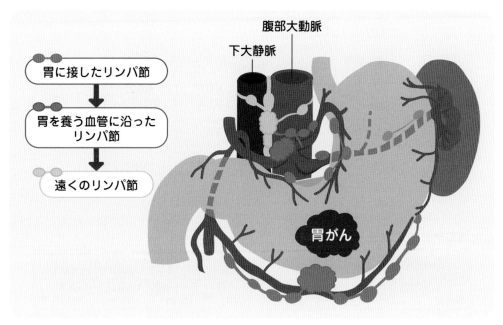

鏡検査や CT 検査での診断に基づくステージ分類を**臨床分類**として，頭に「臨床的」(clinical) の略語である c を付けます (例：c ステージ II など)。一方，手術後に病理検査結果に基づいて診断された場合は，**病理分類**として頭に「病理学的」(pathological) の略語である p を付けます (図 14)。

5) 再発

　一度すべてのがん細胞を手術で取り除いた後で，一定の期間を経てから再びがんが出現することを**再発**といいます (図 15)。再発の形式は転移形式と同様，**リンパ節再発**，**血行性再発**，**腹膜再発**と，切除した胃の周囲に再発する**局所再発**があります。再発の約 80％は手術後 2 年以内に，ほとんどの再発は手術後 3 年以内に出現します。再発を早期に発見するために手術後は定期的に通院して検査を行います (6 胃がん手術後のフォローアップ：39 ページ参照)。

　一方で，切除した後に残った胃に新たにがんが出現する場合があり，これを**残胃がん**といいます。

図14　胃がんのステージ分類

臨床的（c）ステージ

遠隔転移	なし (M0)		あり (M1)
深達度　リンパ節転移	なし (N0)	あり (N+)	有無に関わらず
T1a/T1b,T2	I	ⅡA	
T3,T4a	ⅡB	Ⅲ	ⅣB
T4b	ⅣA		

病理学的（p）ステージ

遠隔転移	なし (M0)					あり (M1)
深達度　リンパ節転移の個数	なし (N0)	1〜2個 (N1)	3〜6個 (N2)	7〜15個 (N3a)	16個以上 (N3b)	有無に関わらず
T1a/T1b	ⅠA	ⅠB	ⅡA	ⅡB	ⅢB	Ⅳ
T2	ⅠB	ⅡA	ⅡB	ⅢA	ⅢB	
T3	ⅡA	ⅡB	ⅢA	ⅢB	ⅢC	
T4a	ⅡB	ⅢA	ⅢA	ⅢB	ⅢC	
T4b	ⅢA	ⅢB	ⅢB	ⅢC	ⅢC	

図15　胃がんの再発

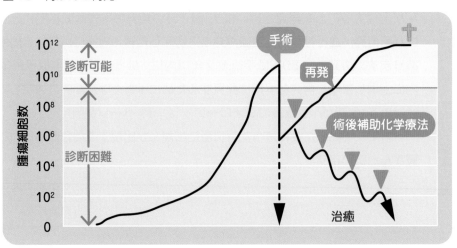

5 　胃がんによる症状

　　胃がんに特有の症状はありません。早期胃がんでは，がんに併存するびらん（上皮が欠けてしまった状態）や潰瘍などによる症状として，みぞおちあたりの痛み，お腹が張る感じ，胸焼け，げっぷ，つかえ感などが認められることがあります。進行胃がんでも症状がないことがありますが，早期胃がんの症状に加えて，出血に伴う貧血によるふらつきやめまい，動悸（どうき），息切れなどが出現する場合があります。また，胃の入り口や出口が狭くなること（狭窄（きょうさく））に伴う症状として，食事のつかえ，嘔吐（おうと），口臭が臭い，食欲低下や体重減少が出現したり，お腹にしこりを触れたりする場合もあります。

　　いずれにしても，症状が出てから病院を受診した場合は既に相当進行していることもありますので，症状が出ないうちに検診を受診し，早期に発見することが大切です。症状がない患者さんでは内視鏡治療や手術によって根治する（完全に治る）可能性が高いです。何らかの症状がある場合は，検診を待つのではなく，なるべく早めに病院を受診してください。

6 　胃がんの検査法（検診，診断法，治療方針を決めるための検査）

　　胃がんの検診としては，バリウムを飲んでレントゲン写真をとる方法と，内視鏡で胃の中を見る方法があります。どちらの方法でも胃がんで死亡するリスクを減らすことが明らかになっています。

　　これらの検診で異常が指摘された場合，あるいは何らかの症状があって病院を受診し胃がんが疑われた際に，はじめに実施される検査は**胃内視鏡検査（いないしきょうけんさ）**です（Q＆A 診断１：52 ページ参照）。胃内視鏡検査により異常が認められた場合は，組織を採取（**生検**（せいけん））し，病理検査に提出されます。ここでがん細胞が認められた場合，それぞれの状況で最適な治療法を選択するために，胃がんの広がりを調べる検査が進められます。

　　早期胃がんの場合には内視鏡治療の適応（対象）となるかどうかが重要ですので，より詳細な胃内視鏡検査や，病変の範囲を決定するための複数の生検などが行われます。また，がんの深さを診断する目的で**超音波内視鏡検査（ちょうおんぱないしきょうけんさ）**が行われる場合もあります。

　　転移の可能性がある場合は，腹部の**超音波検査（ちょうおんぱけんさ）**や **CT 検査**が行われます。肝臓への転移が疑われる場合には**造影 MRI 検査**が，遠隔転移が否定できない場合には**PET 検査**が行われる場合もあります。施設によっては手術の術式（切除（せつじょ）・再建（さいけん））決

定のために胃の**バリウム検査**を行うこともあります（Q＆A 診断 2：53 ページ参照）。

　さらに，全身麻酔での手術が可能かどうかを調べる目的で，**心電図検査**，**呼吸機能検査**などが行われます。その他，併存症を有する場合にはそれに応じた検査が必要となる場合もあります。

　また，胃がん発見時に 5％程度は大腸がんも同時に発見されるとされていますので，手術前に大腸の検査を行う施設もあります。

　CT 検査で腹膜の転移が疑われた場合，あるいは腹膜転移のリスクが高い胃がん（大きな 3 型（潰瘍浸潤型）胃がん，4 型（びまん浸潤型）胃がんなど）と診断された場合は，全身麻酔でお腹の中にカメラを入れて観察する**審査腹腔鏡**が行われます（Q＆A 診断 3：53 ページ参照）。腹膜転移の疑いがある場合はさらに生検により診断を確定します。

---

7 ｜ 胃がんの治療法

　胃がんの治療法は進行度に応じて決定されます（1 治療の原則：20 ページ参照）。

1）内視鏡治療（2 胃がんに対する内視鏡治療：21 ページ参照）

　早期胃がんでリンパ節転移の可能性の極めて低い腫瘍に対しては，内視鏡での治療が選択されます。内視鏡的な治療としては，**内視鏡的粘膜切除術**（EMR：endoscopic mucosal resection）と**内視鏡的粘膜下層剥離術**（ESD：endoscopic submucosal dissection）がありますが，現在は切除後の標本の観察が確実に行える点からほとんどの患者さんでESDが行われています。切除後の病理検査の結果で，リンパ節転移のリスクがほとんどないと判断されれば，そのまま経過を観察します。リンパ節転移のリスクが無視できないと判断された場合は追加の外科手術での切除が行われます。

2）手術療法（3 胃がんに対する手術：26 ページ参照）

　内視鏡的治療が適応（対象）とならず，遠隔転移もない場合には手術が選択されます。手術の原則は胃切除とリンパ節郭清です。

　早期胃がんでリンパ節転移を伴わない腫瘍に対しては，リンパ節郭清範囲〈b〉切除術式の選択：28 ページ参照〉を縮小（D1 ないし D1 ＋）した**縮小手術**が選択されます。縮小手術が可能な病変では部位によって，幽門を温存する**幽門保存胃切除**や，胃の幽門側を半分以上温存する**噴門側胃切除**も選択されます。

　早期胃がんでもリンパ節転移を伴う場合や，進行胃がんに対しては胃の 2/3 以上の切除と，D2 という範囲までリンパ節郭清を行う**定型手術**が選択されます。がんの部位が胃体部や幽門部にとどまっている場合は**幽門側胃切除**が，がんの部位が噴門近くまで広がっている場合は**胃全摘**が行われます。切除後の病理検査で，p ステージⅡもしくはⅢと判断された場合は，再発を予防する目的で術後に**薬物療法(術後補助化学療法)**が行われます。

3)薬物療法 (4 胃がんに対する薬物療法：35 ページ参照)

　遠隔転移などにより手術でがんをすべて取り除くことができないと判断された場合や，再発が認められた場合には，**薬物療法**が選択されます。薬物療法としては抗がん剤や分子標的治療薬を使用する**化学療法**と免疫チェックポイント阻害剤を使用する**免疫療法**があります。これらを単独もしくは併用で行います。

　最初に行われる治療を**一次治療**といいます。ある一定期間の治療の後に効果を判定し，有効性が確認される間は基本的に同じ治療を継続します。有効性が確認されない場合や，副作用などで治療の継続が困難と判断された場合には，薬剤を変更します。一次治療の次に行われる治療を**二次治療**といいます。同様に**三次治療**，**四次治療**と進んでいきます。

4)放射線療法 (Q & A 支持療法・緩和治療 3：90 ページ参照)

　胃がんに対する**放射線療法**は，胃がんの細胞の放射線感受性が低いことや照射する範囲が広範囲になるため，基本的に行われません。ただし，出血の制御や，疼痛の緩和などで行われることはあります。

5)支持療法・緩和治療 (Q & A 支持療法・緩和治療：87 ページ参照)

　全身状態などで薬物療法が適応とならない場合や薬物療法による効果が認められなくなった場合は，症状を緩和するための治療(**支持療法・緩和治療**)が中心となります。

2章

胃がん治療ガイドラインの解説

胃がん治療ガイドラインの解説

2章

1 治療の原則

　図に日常診療で推奨される**治療法選択のアルゴリズム**（流れ）を示します（**図16**）。胃がんの治療法は進行度に応じてこのアルゴリズムにしたがって選択されます。しかしながら，ご高齢であったり，併存症があったり，全身状態が不良などの理由で，必ずしもこのアルゴリズム通りに治療法が選択されない患者さんも少なくありません。治療の進め方に疑問がある場合は，担当の医師に相談してください。

図16　胃がん治療法選択のアルゴリズム

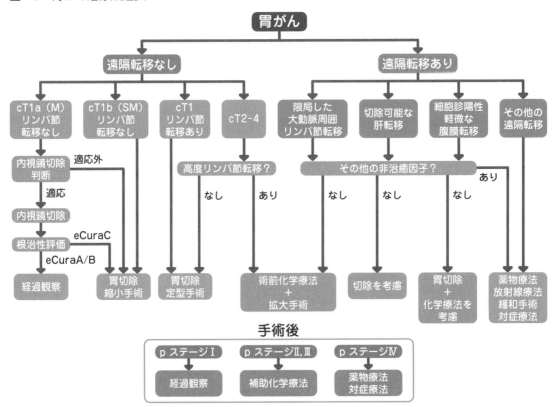

2 | 胃がんに対する内視鏡治療

1) 内視鏡的切除の種類(内視鏡を使った手術の種類)

a) 内視鏡的粘膜切除(EMR)

　口から入れた内視鏡で胃の粘膜にある**病変**(がん)を持ち上げて，スネア(輪っか)をかけ，高周波電流で焼き切ります(図17)。

図17　内視鏡的粘膜切除(EMR)

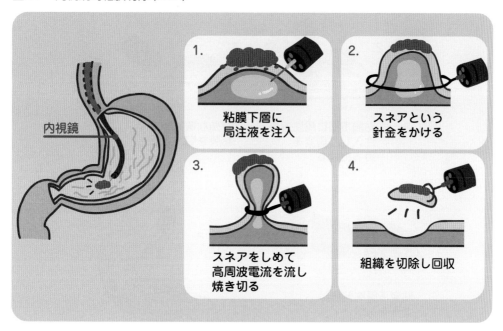

内視鏡

1. 粘膜下層に局注液を注入

2. スネアという針金をかける

3. スネアをしめて高周波電流を流し焼き切る

4. 組織を切除し回収

b) 内視鏡的粘膜下層剥離術(ESD)

　口から入れた内視鏡で粘膜下層に液体を注入し腫瘍を持ち上げて，粘膜から粘膜下層を切開し，腫瘍を一括切除します(図18)。

図 18　内視鏡的粘膜下層剥離術(ESD)

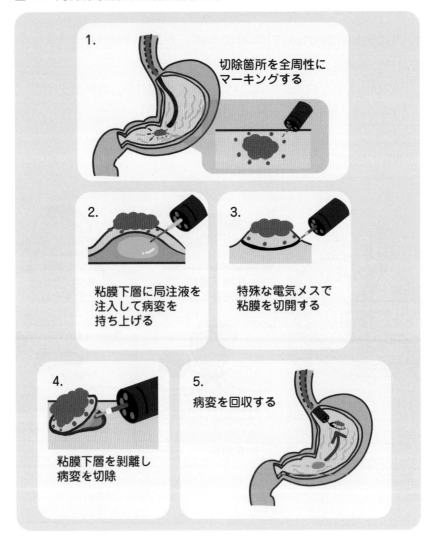

1.
切除箇所を全周性に
マーキングする

2.
粘膜下層に局注液を
注入して病変を
持ち上げる

3.
特殊な電気メスで
粘膜を切開する

4.
粘膜下層を剥離し
病変を切除

5.
病変を回収する

2)内視鏡的切除の適応(対象)となる病変

　内視鏡的切除は,原則としてリンパ節転移の可能性が極めて低く,腫瘍が**一括**<ruby>切除<rt>せつじょ</rt></ruby>(病変を周りの粘膜と一緒にひとかたまりに切除)できる大きさと部位にある病変に対して行います。具体的には,下記の病変を対象として行っています。

①<ruby>絶対適応病変<rt>ぜったいてきおうびょうへん</rt></ruby>

　転移リスクが低く内視鏡的切除が標準治療(コラム:標準治療 47 ページ参照)であり,<ruby>外科的胃切除<rt>げかてきいせつじょ</rt></ruby>と同等の長期成績が期待される病変。

・肉眼的粘膜内がん(cT1a),分化型胃がん,病巣内に<ruby>潰瘍<rt>かいよう</rt></ruby>やその傷跡がない病変。

・3 cm 以下の肉眼的粘膜内がん(cT1a),分化型胃がん,病巣内に潰瘍やその傷跡がある病変。

・2 cm 以下の肉眼的粘膜内がん（cT1a），未分化型胃がん，病巣内に潰瘍やその
傷跡がない病変。

（がんの進行度分類については 10 ページ参照）

②適応拡大病変

転移リスクが低いと推測されるが，内視鏡的切除の長期予後に対するエビデン
ス（コラム：エビデンス 38 ページ参照）が乏しい病変。

・絶対適応病変に対して内視鏡的切除を行った分化型腺がんで，切除検体の側方
の切除断端にがん細胞が認められた），あるいは病変が複数の切片で切除された
患者さんで，再発（cT1a）が認められた病変。

③相対的適応病変

標準治療は外科的胃切除だが，患者さんの状況や診断的意味合いを加味して内
視鏡的切除が考慮される病変。

・上記①，②以外の病変で，全身の状態によって外科的切除（手術での切除）が困
難と判断された場合。標準治療は外科治療であること，リンパ節転移の危険性な
どを十分に説明し，患者さんの理解と同意が得られた場合にのみ実施します。

3）内視鏡的切除の根治性

内視鏡的切除の根治性（外科切除した場合の予後と同等以上の長期成績が期待
できるかどうか）は切除した検体の評価（コラム：内視鏡切除標本の病理評価）に
おいてがんがすべて切除されているかどうか，リンパ節転移の可能性があるかど
うかという 2 つの要素によって決定されます。

a）内視鏡的根治度 A（eCuraA）

腫瘍がすべて切除され，病巣内に潰瘍やその傷跡がない場合，

①分化型胃がん優位（がんの組織が分化型＞未分化型）で，がんの深さが粘膜層
内（pT1a），切除断端，血管やリンパ管にがん細胞が認められない

②2 cm 以下の未分化型胃がん優位（がんの組織が未分化型＞分化型）で，がん
の深さが粘膜層内（pT1a），切除断端，血管やリンパ管にがん細胞が認められない

コラム

内視鏡切除標本の病理評価

内視鏡切除後の切除検体は，図のように 2～3 mm の短冊状に切離して切片を作成した後に顕微鏡で評価
する専門医（病理医）がすべての切片を評価して，がんの組織のタイプ，深さ，大きさ，潰瘍の有無，切除断
端，脈管侵襲（顕微鏡レベルで確認できるリンパ管，静脈の中のがん細胞）の有無について診断し，内視鏡的
切除の根治性の評価を行います（図 19）。

病巣内に潰瘍やその傷跡が認められる場合で，

③3 cm 以下の分化型胃がん優位（がんの組織が分化型＞未分化型）で，がんの深さが粘膜層内（pT1a），切除断端，血管やリンパ管にがん細胞が認められない

ただし，①で未分化型胃がんの成分の長径が 2 cm を超える場合は後述する内視鏡的根治度 C-2 とします。

b) 内視鏡的根治度 B（eCuraB）

腫瘍が一括で切除され，3 cm 以下の分化型胃がんが優位（がんの組織が分化型＞未分化型）で，がんの深さが粘膜筋板から 500 μm 未満（SM1）であり，かつ切除断端，血管やリンパ管にがん細胞が認められない場合。

ただし，粘膜下層浸潤部に未分化型胃がんの成分があれば後述する eCuraC-2 とします。

図 19　内視鏡切除標本の評価

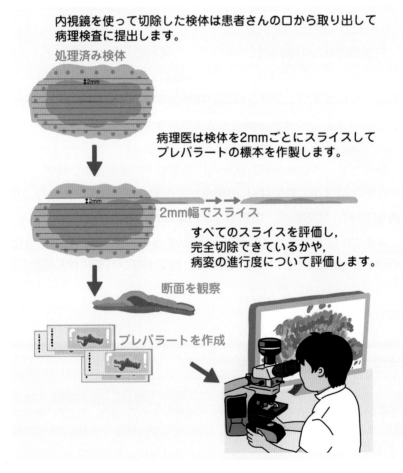

内視鏡を使って切除した検体は患者さんの口から取り出して病理検査に提出します。

処理済み検体

‡2mm

病理医は検体を2mmごとにスライスしてプレパラートの標本を作製します。

‡2mm　　2mm幅でスライス

すべてのスライスを評価し，完全切除できているかや，病変の進行度について評価します。

断面を観察

プレパラートを作成

c) 内視鏡的根治度 C（eCuraC）

① 内視鏡的根治度 C-1（eCuraC-1）

分化型胃がんの一括切除で，側方の断端にがん細胞が認められた，もしくは病変が複数の切片で切除されたことのみが内視鏡的根治度 A, B の基準から外れる場合。

② 内視鏡的根治度 C-2（eCuraC-2）

上記のいずれにもあてはまらない場合。

4) 内視鏡的切除後の治療方針（図 20）

a) 内視鏡的根治度 A の場合

年に 1 回程度の内視鏡検査による経過観察を行います。

b) 内視鏡的根治度 B の場合

経過観察では，年に 1〜2 回の内視鏡検査に加えて，腹部超音波検査，CT 検査などで転移の有無を調べます。

c) 内視鏡的根治度 C の場合

① 内視鏡的根治度 C-1

リンパ節転移の可能性は低いため，施設の方針にしたがって再度ESDを行うこ

図 20　内視鏡的切除後の治療方針

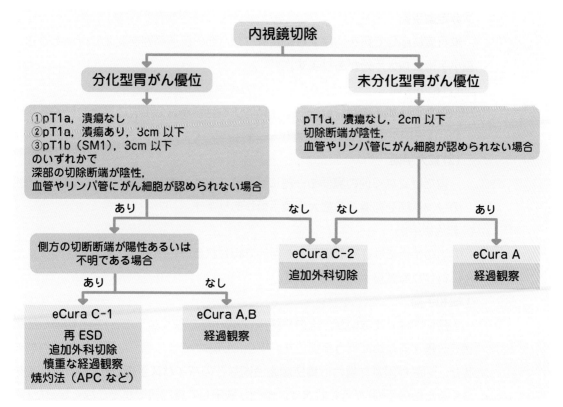

と，追加外科切除，経過観察，焼灼法（口から入れた内視鏡の先端からレーザーやアルゴンプラズマ凝固などの熱エネルギーを用いて組織を焼く方法）が選択されます。

②内視鏡的根治度 C-2

　原則として追加外科切除を行うことが標準です。年齢や他の併存疾患，患者さんの希望などの理由で外科切除が選択されない場合は経過観察となりますが，再発した後に外科切除を行った場合は完全に治ることが困難であることに留意が必要です。

3 胃がんに対する手術

1）手術の種類と定義

　がんがすべて取りきれる手術を治癒手術といいます。一方で，がんをすべて取りきることができない手術を非治癒手術といいます。

a）治癒切除

治癒切除には定型手術と非定型手術があります。

①定型手術

　主に進行胃がんに対して治癒を目的に行われる手術で，胃の 2/3 以上の切除と D2 という範囲のリンパ節郭清を行います。

②非定型手術

　進行度に応じて胃を切除する範囲やリンパ節の郭清範囲を変えて行う手術で，縮小手術と拡大手術があります。

（1）縮小手術

　胃を切除する範囲やリンパ節を郭清する範囲が定型手術に満たない手術（D1 や D1 ＋）で，主として早期胃がんに対して行われます。

（2）拡大手術

　胃だけでなく他の臓器も一緒に切除する拡大合併切除と，D2 を超える範囲のリンパ節を郭清する拡大郭清手術があります。

b）非治癒手術

非治癒手術には症状を緩和する目的で行われる緩和手術と，腫瘍量を減らすために行われる減量手術があります。

①緩和手術

　治癒切除はできないが，出血や狭窄（胃の一部が狭くなること）など切迫した症状を改善するために行う手術です。安全に切除ができる場合は胃切除が行われますが，切除が困難な場合は**胃空腸吻合術**などの**バイパス手術**（食べ物の通り道をつくるための手術）が行われます。幽門が狭窄して経口摂取ができなくなった（胃

の出口が狭くなり，口から食べ物が食べられなくなった）患者さんに行った場合，QOL（生活の質）を維持し経口摂取が改善すること，QOL が維持された患者さんでは生存期間の延長に繋がることが報告されています。

②減量手術

切迫した症状はないが，腫瘍の量を減らすために行われる手術です。日本と韓国の合同で行われた臨床試験では，減量手術に延命効果は全く認められませんでした。後述する薬物療法ができる患者さんでは，行わないことが強く勧められています。

2) 胃の切除範囲

a) 胃の切除範囲の決定

早期胃がんでは，肉眼的に（目で見て）腫瘍の端から 2 cm 以上の距離を確保して切除します。進行胃がんでは，限局型では 3 cm，浸潤型では 5 cm 以上の距離を口側に確保して切除するようにします（図 21）。ただし，食道に浸潤しているがんではこの距離の確保が難しいため，手術中に迅速な病理診断を行うことが勧められています。どのように切除し，どのように新しい食べ物の通り道を創った（**再建**といいます）かによって，術後の症状は大きく違ってきます。手術の方法をよく理解しておくことは，よりよい術後の生活のために大切ですので，担当の先生から十分に説明を受けてください。

図 21　胃の切除範囲

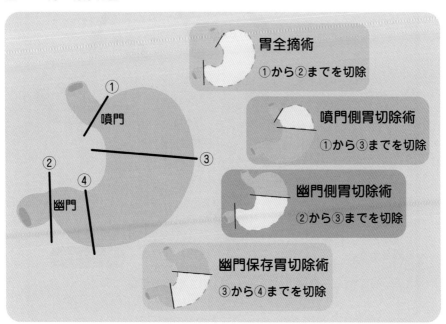

b) 切除術式の選択

　進行胃がんや早期胃がんでもリンパ節転移が認められる場合に行われる定型手術では，通常幽門側胃切除か胃全摘が選択されます。腫瘍から十分な距離を確保して切除した際に口側の胃が残せる場合には**幽門側胃切除**が，残せない場合は**胃全摘**が行われます。

　胃を切除した後には食べものが通る道を新たに創らなければなりません。これを**再建**といいます。幽門側胃切除後の再建方法には，胃と十二指腸を吻合する**ビルロートⅠ法**，胃と小腸を吻合する**ビルロートⅡ法**，**ルーワイ法**などがあります（図22）。

図22　幽門側胃切除

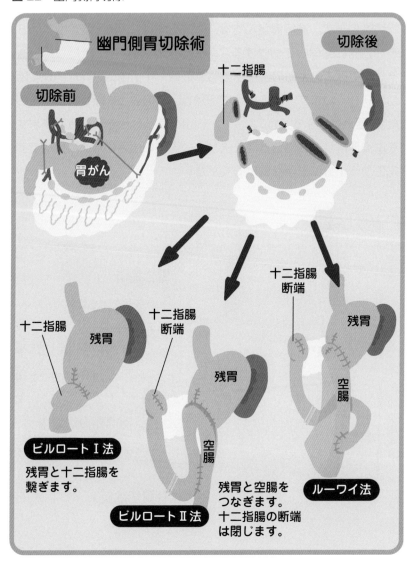

胃全摘に際して，胃の大彎側に病変が存在する場合は通常脾臓も摘出されます。また，膵臓に浸潤が認められる場合は膵臓の尾部と脾臓も一緒に切除（**合併切除**といいます）されます。胃全摘の後ではほとんどの場合，ルーワイ法で再建されます（図23）。

図23　胃全摘

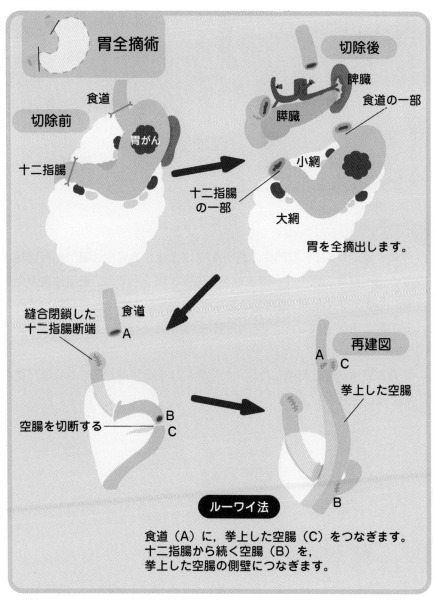

胃全摘術

切除後

食道

切除前

胃がん

脾臓

膵臓

食道の一部

十二指腸

十二指腸
の一部

小網

大網

胃を全摘出します。

縫合閉鎖した
十二指腸断端

食道

A

再建図

A
C

挙上した空腸

空腸を切断する

B
C

ルーワイ法

挙上した空腸

B

食道（A）に，挙上した空腸（C）をつなぎます。
十二指腸から続く空腸（B）を，
挙上した空腸の側壁につなぎます。

リンパ節転移のない早期胃がんに対しては**縮小手術**が行われます。胃の真ん中付近に存在するがんで，幽門から 4 cm 程度の胃を残せる場合は**幽門保存胃切除**が行われることがあります。切除後は，口側と肛門側の胃をつなぎます（**吻合**といいます）（図 24）。

図 24　幽門保存胃切除

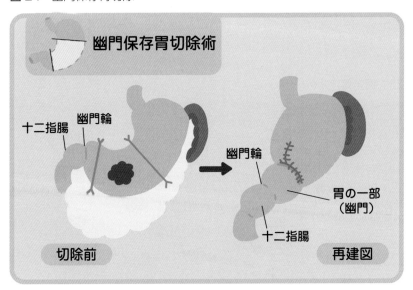

胃上部のがんで，肛門側の胃を 1/2 以上残せる場合は**噴門側胃切除**が行われます。噴門側胃切除後は食道と胃をそのまま繋ぐと激しい**逆流性食道炎**を生じるため，逆流防止の処置（**観音開き法**など）を付加して食道と胃を吻合するか，食道と胃の間に小腸を挟む方法（**空腸間置法**，**ダブルトラクト法**など）が行われます。（図 25）

食道胃接合部に発生したがんの場合には進行がんであっても噴門側胃切除が行われることがあります。

図25　噴門側胃切除

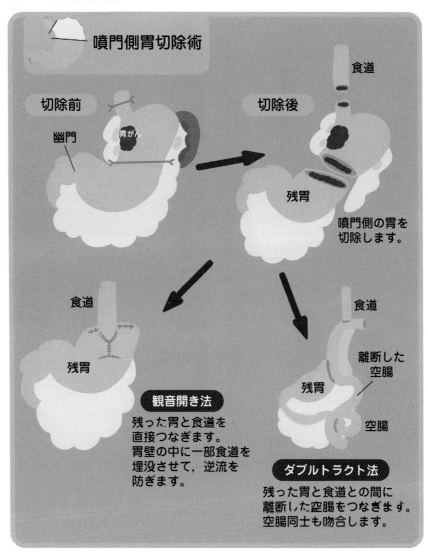

3) リンパ節郭清

a) リンパ節郭清の範囲

　胃がんに対する手術では転移の可能性のあるリンパ節を取り除くこと (**郭清**) が極めて重要です。郭清するリンパ節の範囲は切除術式ごとに細かく規定されています (図26)。

図 26　リンパ節郭清の範囲

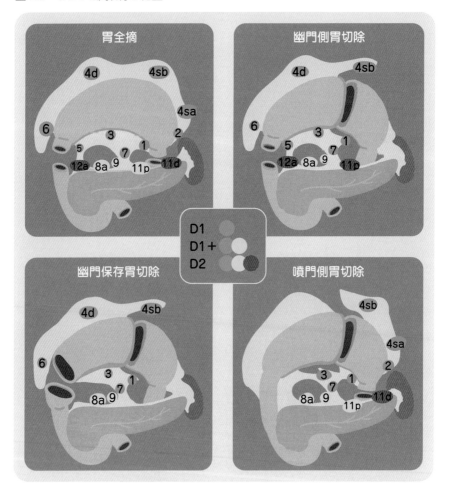

b) リンパ節郭清の適応

①D1 郭清^{かくせい}：内視鏡的治療の対象とならない cT1a，および 1.5 cm 以下の cT1b
で臨床的にリンパ節転移を認めない腫瘍に対して行われます。

②D1＋郭清^{かくせい}：上記以外の臨床的にリンパ節転移を認めない早期胃がんに対して
行われます。

③D2 郭清^{かくせい}：早期胃がんでもリンパ節転移が認められる場合や，治癒切除可能な
進行胃がんに対して行われます。

　D2 の範囲を超えてリンパ節郭清が行われる場合（拡大郭清^{かくだいかくせい}）もあります。

4) 食道胃接合部がん

　食道胃接合部の口側，肛門側 2 cm 以内に腫瘍の中心が存在するものを食道胃
接合部がんといいます。腫瘍がどの程度まで食道におよんでいるかによって，お

腹か胸のどちらから腫瘍に到達（アプローチ）するかが選択されます。さらに，リンパ節郭清の範囲に関してもどの程度まで胸の中（**縦隔**といいます）のリンパ節を郭清するかも食道へのがんの浸潤の長さによって決定されます（図27）。したがって，切除される範囲も，**噴門側胃切除（＋下部食道切除）**，**胃全摘（＋下部食道切除）**，**食道切除・胃上部切除**のいずれかが選択されます。

図27　食道胃接合部がんに対する手術

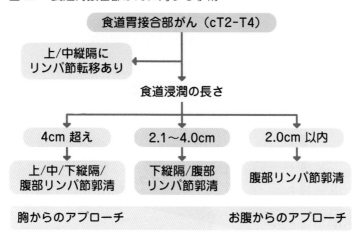

5）その他

a）腹腔鏡下胃切除術

　従来，胃がんはお腹を大きく切り開いて行う開腹手術が標準とされてきました。最近では，お腹に数カ所小さな穴を開け，そこから腹腔鏡というカメラや鉗子（手術の道具）を挿入して手術を行う**腹腔鏡下胃切除術**が普及しています（図28）。現在，ステージⅠ胃がんに対しては，開腹手術と比較して術後の生存期間には差がないことが証明されています。さらに術後の回復はより早いことから，医師用の胃癌治療ガイドラインにおいても幽門側胃切除では行うことを強く推奨，胃全摘・噴門側胃切除では弱く推奨されています。

　ステージⅡおよびⅢの胃がんに対しても，最近発表された幽門側胃切除に関する臨床試験の結果では，開腹手術と生存期間に差がないことが証明されました。進行胃がんに対しても，幽門側胃切除であれば行うことが推奨されています。腹腔鏡下の胃全摘に関しては，まだ十分な検証がされていません。

　腹腔鏡下胃切除は技術的に難易度が高いので，日本内視鏡外科学会が認定する**技術認定医**の資格を有する医師，あるいは同等の技術を有している医師が行うか，またはその指導下に行うことが望ましいとされています。

図 28　腹腔鏡下胃切除術

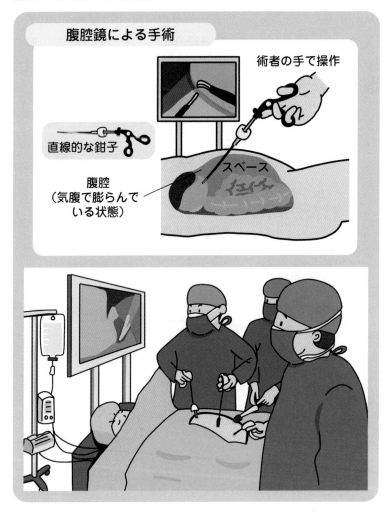

b) ロボット支援胃切除 (図 29)

　腹腔鏡下手術をさらに発展させた方法で，自由度の高い鉗子や三次元 (3D) 画像，手振れ防止機能などにより，精細な手術を行うことが可能です。2018 年に診療報酬に収載され，**保険診療**で受けられるようになりました。ステージ I，II の胃がんに対して行われた臨床試験では今までの腹腔鏡下手術よりも手術後の合併症が少ないことが示唆されていますが，まだ十分なエビデンス (コラム：エビデンス 38 ページ参照) が得られていないことから，医師用の胃癌治療ガイドラインにおいては，行うことを弱く推奨するとされています。

　ロボット支援胃切除も腹腔鏡下手術同様に高度な技術が必要なため，施設の基準や，術者の基準が細かく定められています。

図 29　ロボット支援胃切除

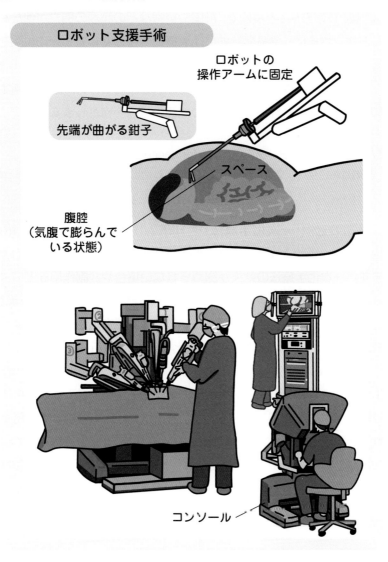

ロボット支援手術

先端が曲がる鉗子

ロボットの
操作アームに固定

スペース

腹腔
（気腹で膨らんで
いる状態）

コンソール

4 ｜ 胃がんに対する薬物療法

1) 切除不能進行・再発胃がんに対する薬物療法

　　切除不能な進行胃がんや再発胃がんに対する標準治療（コラム：標準治療 47
ページ参照）は薬物療法であり，最近の進歩によって高い確率で腫瘍が縮小（小さ
くなること）するようになりました。しかし，薬物療法によってがんを治癒させる
ことは現時点では極めて困難です。様々な臨床試験の結果からは，治療を開始し
てからの生存期間の中央値は 15 カ月程度です。したがって，治療の目標は，が
んの進行に伴う症状の改善や発現を遅らせることと，生存期間の延長になります。

薬物療法の適応（対象）となるのは，例外はありますが**パフォーマンスステータス***（表1）が0〜2と良好で，肝臓や腎臓などの臓器の働きが保たれている患者さんです。さらに，治療開始前に，治療の内容に関して十分に説明を受け，理解して同意をする必要があります。

　治療開始後には定期的にCTなどの画像検査を行い，効果を判定します。同時に副作用の程度を評価し，治療の継続の可否を判定します。

*パフォーマンスステータス（PS：performance status）
　患者さんの全身状態を日常生活動作のレベルに応じて0〜4の5段階であらわした指標です。

　最初の治療（**一次化学療法**）はHER2（human epidermal growth factor receptor 2）というタンパク質を腫瘍が持っているかどうかで治療法が選択されます。一次化学療法の効果が認められない場合や，副作用などによって治療の継続が困難と思われた場合は，次の治療（**二次化学療法**）に移行します（図30）。ここでは，腫瘍の遺伝子の**マイクロサテライト不安定性**の有無によって治療法が選択されます。さらに次の治療（**三次化学療法**）に移行するときは再びHER2の有無によって治療法が選択されます（Q & A 進行再発症例に対してのがん薬物療法3：77ページ参照）。現在では**四次化学療法**まで規定されていますが，治療の切り替えを適切なタイミングで行うことが重要とされています。基本的には推奨される**化学療法レジメン**（治療計画）にしたがって治療を組み立てていきますが，患者さんの様々な条件やご希望などによってそれ以外の治療が行われる場合もあり

表1　パフォーマンスステータス（PS）

0	全く問題なく活動できる。発症前と同じ日常生活が制限なく行える。
1	肉体的に激しい運動は制限されるが，歩行可能で，軽作業や座っての作業は行うことができる。例：軽い家事・事務作業
2	歩行可能で，自分の身のまわりのことはすべて可能だが，作業はできない。日中の50％以上はベッド以外で過ごす。
3	限られた自分の身のまわりのことしかできない。日中の50％以上をベッドか椅子で過ごす。
4	まったく動けない。自分の身のまわりのことはまったくできない。完全にベッドか椅子で過ごす。

（有害事象共通用語規準 v5.0 日本語訳 JCOG 版より引用作成）

図 30　推奨されるがん薬物療法

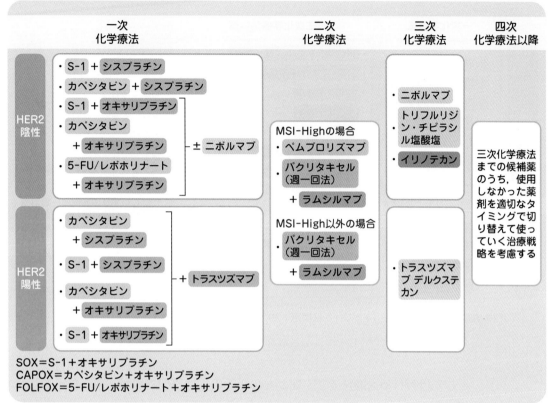

SOX＝S-1＋オキサリプラチン
CAPOX＝カペシタビン＋オキサリプラチン
FOLFOX＝5-FU/レボホリナート＋オキサリプラチン

(日本胃癌学会編. 胃癌治療ガイドライン医師用　2021年7月改訂【第6版】. 2021年, 金原出版および学会 WEB 速報より作成)

ます（図31）（Q & A 進行再発症例に対してのがん薬物療法2：76ページ参照）。そういった場合に使用可能な薬物を，条件付きで推奨されるレジメンに掲載しています。

2)補助化学療法

a)術後補助化学療法

　手術でがんをすべて取りきったとしても，がんが再発してくることがあります。これは恐らく目に見えないがん細胞が遺残して(残って)いて，時間の経過と共に増殖してくるためと考えられています。そこで，こういった遺残したがん細胞を根絶して再発を予防することを目的に行う治療です（Q & A 補助化学療法1：73ページ参照）。

b)術前化学療法

　術前の画像診断でがんをすべて取り切れると判断された患者さんに対して，手術前に薬を使って腫瘍を小さくさせ，目に見えない転移を消滅させることを目的

2章　胃がん治療ガイドラインの解説

37

図 31　条件付きで推奨されるがん薬物療法

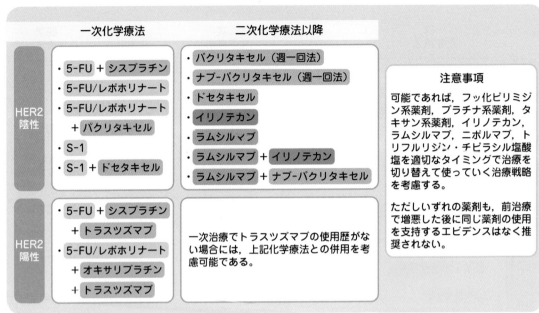

（日本胃癌学会編．胃癌治療ガイドライン医師用　2021 年 7 月改訂【第 6 版】．2021 年，金原出版より作成）

として行われる治療法です。胃がんの手術後には経口摂取が不良となって（口からの飲食ができなくなって）体力が低下するため，十分な治療ができないことがあるのに対して，術前には強力な治療を行い治癒切除率を向上させるというメリットがあります。一方で，術前の画像診断では進行胃がんと診断されても，病理検査では早期胃がんである患者さんがある程度含まれてしまうこと，化学療法が効かずに腫瘍が増大して切除ができなくなってしまうというデメリットもあります。

　欧米では術前化学療法が標準治療（コラム：標準治療 47 ページ参照）とされていますが，日本では十分なエビデンス（コラム）がないため，研究的な治療と位置づけられています。唯一，高度なリンパ節転移を有する患者さんに対して術前化

コラム

エビデンス

　エビデンスは，日本語にすると「証拠」「根拠」です。保健医療で用いる場合には，しばしば「根拠」として訳されます。この場合のエビデンスは，試験や調査などの研究結果から導かれた，科学的な裏付けを意味します。たとえば，ある治療法や治療薬に効果があるかどうか研究した場合などに得られた結果は，その効果に関するエビデンスといえます。
参照 Minds ガイドラインライブラリ https://minds.jcqhc.or.jp/docs/public-infomaiton/qa/06_evidence.pdf

学療法を行うことが推奨されています。

　現在，日本国内で進行中の臨床試験の結果が待たれます。

5 ｜ 支持療法・緩和ケア

　支持療法は，厚生労働省の定めたがん対策推進基本計画においては「がんそのものによる症状やがん治療に伴う副作用・合併症・後遺症による症状を軽減させるための予防，治療およびケアのこと」と定義されています。胃がんが進行して胃の出口が狭くなってしまったときに行われる**バイパス手術**や**ステント留置**，お腹に水がたまってきたときにそれを抜く治療などもこれに相当します。

　緩和ケアとは，「生命を脅かす疾患に関連する問題に直面している患者とその家族に対して，痛みとその他の身体的問題，心理社会的問題，スピリチュアルな問題を早期に同定し，適切に評価し対応することを通して，苦痛を予防し緩和することによって，患者と家族の QOL を改善するアプローチである」と WHO は定義しています。つまり，緩和ケアは胃がんに伴う体の痛みだけでなく，**心の痛みや社会的なつらさ**を和らげることが目的です。緩和ケアは終末期の医療ではなく，がんと診断された時から始まり，がん診療の基本的な部分を担っています(Q & A 支持療法・緩和治療 9：95 ページ参照)。

6 ｜ 胃がん手術後のフォローアップ

　胃がんの手術後には再発が認められることがあります。定期的な検査で明らかに延命効果が示されるというエビデンスはありませんが，肝臓への転移など早期発見により再手術が可能なものもあります。また，胃切除後には食事指導などの生活指導が必要で，**ダンピング症候群**など胃の切除術後に起こる症候群に対する治療も必要なことから，定期的な**フォローアップ**が推奨されています(Q & A 後遺症・術後生活 1：68 ページ参照)。

　通常，**血液検査**(CEA，CA19-9 などの**腫瘍マーカー**を含む)，**CT 検査**，**内視鏡検査**が行われます。進行度に応じたフォローアップ計画の一例を示します(図32)。

　術後は 5 年間のフォローアップが原則ですが，5 年以降に再発することや，残った胃にまた新たながんが発生することがあります。術後 5 年後もかかりつけの医師や，人間ドック，集団検診などで定期的に検査を受けることをお勧めします。

図 32　胃がん術後のフォローアップ

pステージⅠ

術後（年月）	1カ月	6カ月	1年	1年6カ月	2年	2年6カ月	3年	4年	5年
診察	○	○	○	○	○	○	○	○	○
血液検査	○	○	○	○	○	○	○	○	○
CTや超音波			○		○		○	○	○
内視鏡			○				○		○

pステージⅡ, Ⅲ

術後（年月）	1カ月	3カ月	6カ月	9カ月	1年	1年3カ月	1年6カ月	1年9カ月	2年	2年6カ月	3年	3年6カ月	4年	4年6カ月	5年
診察	○	○	○	○	○	○	○	○	○	○	○	○	○	○	○
血液検査	○	○	○	○	○	○	○	○	○	○	○	○	○	○	○
CTや超音波			○		○		○		○	○			○		○
内視鏡					○						○				○
術後補助化学療法	1年間 or 6カ月間														

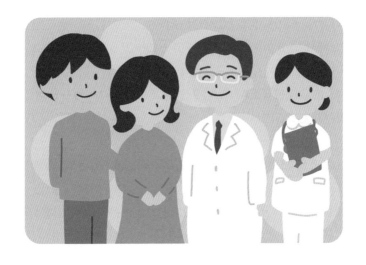

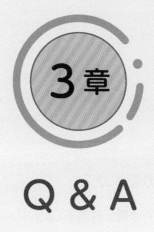

3章

Q & A

3章 Q & A

①総論

Q1 なぜ胃がんになるのですか？

A 　胃がんの原因としては**遺伝的因子**(遺伝による原因)と**環境的因子**(環境による原因)があります。遺伝的因子として，極めて稀ですが，**家族性胃がん**が知られています。細胞と細胞の接着に関わるタンパク質の遺伝子であるCDH1やαカテニンに変異があると，びまん浸潤型の胃がんを高い確率で発症します。他にも，BRCA1遺伝子の異常により発症する**遺伝子乳がん卵巣がん症候群**(HBOC，高い確率で乳がんや卵巣がんを発症します)や，APCという遺伝子異常により発症する**家族性大腸腺腫症**，ミスマッチ修復酵素の遺伝子異常が原因となる**リンチ症候群**などで，胃がんのリスクが増加することが知られていますが，胃がんの発生との間に明確な関連は未だ解明されていません。

　日本における胃がんの発生には遺伝的因子よりも環境的因子がより重要と考えられています。家族内で高頻度に胃がんが発症することがありますが，幼少期から同じ環境で生活し，食品の嗜好が似通ってしまうことが原因となるものと思われます。

　環境による因子としては**ピロリ菌**の感染が最もよく知られています。幼少期のピロリ菌感染によってゆっくりと胃粘膜に炎症が引き起こされ(**慢性萎縮性胃炎**)，そこに塩分を過量に摂取すると胃がんが発生しやすくなります(Q & A総論4：44ページ参照)。一方で，野菜や果物はほぼ確実に胃がんのリスクを軽減するとされています。緑茶の摂取も胃がんの発生を抑制させる可能性があることが報告されています。**喫煙**は胃がんを含めて10種類のがんとの因果関係が証明されています。**飲酒**によって**噴門部がん**が増えることも指摘されています。ピロリ菌以外の微生物としては，日本では成人の約90％が感染しているエプスタイン・バー(EB)ウイルスによっても胃がんが発生することが知られていますが，発

がんのメカニズムは不明です。

　胃がんを予防するには，ピロリ菌の感染を予防し（感染した場合は除菌し），塩分の濃い食事を控え，野菜や果物を充分に摂取しましょう。さらに，喫煙や過度の飲酒は控えることも大切です。

Q2　検診は毎年受けたほうがよいですか？

　対策型検診とは，がんの早期発見・早期治療により対象集団全体のがん死亡率を減少させることを目的に，公的資金を用いて行われる検診です。現在，日本の対策型胃がん検診（**住民検診**）では，**胃部 X 線検査**または**胃内視鏡検査**が行われています。「がん予防重点健康教育及びがん検診実施のための指針」（厚生労働省）によると，胃がん検診が推奨される年齢は 50 歳以上の健常者で，原則として 2 年に 1 回行うこととなっています。ただし，胃部 X 線検査に関しては今までどおり，年に 1 回の実施も可能となっています。

1）胃部 X 線検査

　発泡剤（胃をふくらませる薬）とバリウム（造影剤）を飲み，胃の中の粘膜を観察する検査です。本検査で胃粘膜に異常を認めた場合には精査目的に，胃内視鏡検査を受けます。1〜2 年に 1 回の検診受診となっています。

2）胃内視鏡検査

　口または鼻から胃の中に内視鏡を挿入し，胃の内部を観察する検査です。検査時に疑わしい部位が見つかれば，そのまま生検（組織を採取する）を行う場合もあります。2 年に 1 回の検診受診となっています。

3）胃がんリスク層別化検診

　萎縮性胃炎のマーカーである**血清ペプシノゲン検査**と**ヘリコバクターピロリ抗体検査**の結果を用いて胃がんのリスク評価を行い，リスクに応じて 1〜5 年に 1 回の胃内視鏡検査を行う方法です。現時点では，死亡率減少効果を判断する証拠が不十分であるため，対策型胃がん検診として実施することは勧められていません。

　日本での胃がんの 95％以上がヘリコバクターピロリ（ピロリ菌）感染に伴うものであることを考えると胃がんリスク層別化検診が最も効率的でありますが，血液検査のみでの感染検査では精度が下がることなどの問題点が残っており，いまだ検討が必要な段階となっています。

　以上より，対策型検診においては，胃部 X 線検査または胃内視鏡検査が推奨さ

れており，原則は 2 年に 1 回の検診を受けることが勧められています。胃部 X 線検査にて異常が指摘された場合には，精査目的の胃内視鏡検査を必ず受けることも大切です。

Q3 胃がんの種類にはどのようなものがありますか？

　胃がんはそのほとんどが胃の粘膜上皮から発生する**腺がん**です。さらに腺がんは増殖の仕方の違いから，大きく**分化型胃がん**と**未分化型胃がん**に分けられます。分化型胃がんではがん細胞がもともとの胃の粘膜の腺管構造を残しながらまとまって増殖していきます。これに対して未分化型胃がんはもともとも胃の粘膜の構造に乏しく，パラパラ広がるように増殖していきます。未分化型胃がんはより悪性度が高く，早い段階からより深くに浸潤したり，**リンパ節転移**を生じたりします。

　また，細胞の表面に出現するタンパク質や遺伝子の変化によっても分類される場合があります。乳がんでも認められる**HER2**と呼ばれるタンパク質はがん細胞の表面に出現し，細胞の増殖に関わっています。HER2 タンパク質が陽性の場合には，HER2 タンパク質の働きを抑える分子標的治療薬を使用する場合があります（Q＆A 進行再発症例に対してのがん薬物療法 1：74 ページ参照）。

　遺伝子の中には「マイクロサテライト」と呼ばれる数個の核酸が何度も繰り返し並んでいる部分があります。この繰り返し回数に異常が生じた場合に**高頻度マイクロサテライト不安定性（MSI-High）**と呼ばれます。胃がん以外にも様々ながんで MSI-High が確認されています。MSI-High が確認された場合，**免疫チェックポイント阻害剤**に対する反応が良好であることが報告されています。また，**ニボルマブ**という免疫チェックポイント阻害剤では，がん細胞や間質細胞における**PD-L1**（programmed cell death 1-ligand 1）タンパク質の量により，効果が異なることが知られています（Q＆A 進行再発症例に対してのがん薬物療法 3：77 ページ参照）。

Q4 ピロリ菌の除菌は必要ですか？　除菌すればがんにならないのですか？

　ピロリ菌と胃がんは密接に関連していることがわかっています。上村直美先生らの報告によると，日本人のピロリ菌陽性者 1,246 名，陰性者 280 名を平均 7.8 年間にわたり追跡したところ，陽性者グループからは 36 名（2.9％）の胃がん患者が発生する一方，陰性者グループからは 1 例の胃がんも発生しませんでした。こ

の大規模調査の結果から，世界保健機構（WHO）の国際がん研究機関は，ピロリ菌を胃がんにおける明確な発がん因子に指定しました。

　では，ピロリ菌を除菌することで，胃がんを予防することができるのでしょうか？　深瀬和利先生らは，早期胃がんに対する内視鏡治療が行われた544例を対象に，研究参加者を無作為に除菌する群と除菌しない群に分け，1年毎に3年間胃内視鏡検査を施行して新たな胃がん発生の有無を検討しました。結果，除菌した群から9例，除菌しなかった群から24例の胃がんを認め，除菌した群の方において胃がんの発生が有意に抑制されたことが明らかになっています。ピロリ菌の除菌により，胃がんの発生は3分の1以下に抑制され，除菌を行うことによる胃がん抑制効果が認められる結果となりました。

　こうした結果から，現在では内視鏡的に慢性胃炎を認める患者に対するピロリ菌除菌が保険収載<small>ほ けんしゅうさい</small>されており，胃がん予防のためにピロリ菌除菌を行うことが標準的になっています。一方，ピロリ菌除菌をすることで，胃がんの発生率は抑制されますが，ゼロにはなりません。除菌をしても胃がんになる人は一定数いますので，除菌後も胃がんの早期発見のために，胃内視鏡検査を受けることが大切です。

Q5　胃がんはどこに転移しますか？

　胃がんの転移形式は大きく分けて3つあります。リンパ行性転移，血行性転移，腹膜播種性転移です〈(3)転移：11ページ参照〉。

　リンパ行性転移<small>こうせいてん い</small>とは，粘膜下層まで浸潤した胃がんが胃壁内のリンパ管に浸潤し，リンパの流れに乗ってリンパ節に運ばれ，そこで転移を形成したものです。リンパの流れは胃の周囲から動脈に沿って大動脈へと向かいます。さらにそこから胸管という太いリンパ管に合流し，左の鎖骨の裏側にある太い静脈に注ぎます。がんの進行に伴い，リンパ節転移もその流れに沿った部位に形成されます。胃の周囲から大動脈の手前までの腹部のリンパ節は**領域リンパ節**<small>りょういき　　　　　せつ</small>と定義されていて，手術で取り除くことが可能です。それより遠くのリンパ節は**遠隔リンパ節**<small>えんかく　　　　　せつ</small>とされ，**遠隔転移**<small>えんかくてん い</small>の一つとして扱われます。

　血行性転移<small>けっこうせいてん い</small>とは，粘膜下層まで浸潤した胃がんが胃壁内の静脈に浸潤し，血液の流れによって全身に広がり，遠い臓器に転移を形成したものです。胃の静脈はほとんど門脈という太い血管に流入し，肝臓に注がれます。肝臓を通り抜けた血液は全身の循環に回ります。したがって胃がんの血行性転移は肝臓に起こることが最も多く，次いで，肺，骨（骨髄）<small>こつずい</small>，脳，副腎<small>ふくじん</small>などです。少数の肝臓への転移を除いて手術で転移巣を取り除くことはできません。

　腹膜播種性転移<small>ふくまく は しゅせいてん い</small>とは，胃壁の外まで浸潤した胃がんが胃壁から遊離して腹腔内

に散らばり，お腹の内側を覆っている腹膜という所にくっついて転移を形成したものです。胃の近くにある一部の少数の転移を除いて腹膜播種性転移は手術で取り除くことはできません。全身薬物療法の適応（対象）となります。腹膜播種性転移はCT検査やMRI検査，PET検査で診断することが困難なため，疑わしい場合は全身麻酔をかけて腹腔鏡を使用して観察し，生検により確定診断を得ます（審査腹腔鏡）。お腹の中にがん細胞が遊離した（散らばった）状態を細胞診で診断した場合も遠隔転移と見なされ，ステージⅣと診断されます。腹膜播種性転移は，胃の周囲の大網という脂肪の膜，小腸や大腸の壁やその膜，尿管，総胆管，臍，骨盤の一番深いところ（ダグラス窩といいます）など，腹腔内のどこにでも形成されます。卵巣にも転移を形成する場合があり，これも腹膜播種性転移の一つの型と考えられています。腹膜播種性転移が高度になると腹膜に炎症を生じ腹水が貯留（お腹の中に水が貯まる）してきます。この状態を**がん性腹膜炎**といいます。

Q6　胃がんの症状はありますか？

　胃がんに特有の症状はありません。早期胃がんの場合は，がんに併存するびらんや潰瘍などによる症状として，みぞおちあたりの痛み，お腹が張る感じ，胸焼け，げっぷ，つかえ感などが認められることがあります。進行胃がんでも症状がないことがありますが，お腹の痛み，お腹が張る感じ，胸焼けなどに加えて，出血に伴う貧血によるふらつきやめまい，動悸，息切れなどが出現する場合があります。また，狭窄に伴う症状として，食事のつかえ，嘔吐，口臭が臭い，食欲低下や体重減少，お腹にしこりを触れる場合もあります。さらにがんが進行してくると，背中の痛み，腹部膨満，臍のしこり，足のむくみ，首のしこりなどが認められることもあります。

　症状が認められる場合には既にがんが相当進行していることが多いので，症状が出ないうちに検診で早期に発見することが大切です。症状がある患者さんでは根治が難しいことが多いですが，症状がない患者さんでは内視鏡治療や手術によって根治する可能性が高いです。

Q7　セカンドオピニオンとは何ですか？

　胃がんの診断や治療では，担当医の説明を十分に理解し，患者さんとご家族が充分に納得した上で治療を受けることが大切です。しかし，納得したとしても，担当医の説明ばかりでなく，別の医師の説明も聞いてみたいと思うこともあります。そのような場合に，違う医療機関の医師に第2の意見を求めることを**セカン**

ドオピニオンといいます。セカンドオピニオンは紹介ではありませんので，その後も現在診療を受けている担当医のもとで治療を受けることを前提にしています。セカンドオピニオンを受けるのは患者さんの保証された権利ですので，もし希望される場合は遠慮せずに担当医に申し出てください。

　多くのがん専門病院では，ガイドラインやエビデンスに基づく標準治療（コラム）を提供していますので，医療機関によって治療方針が大きく異なることはあまりありません。むしろ，複数の医師から説明を受けることによって，安心して治療に臨むことができるようになります。

コラム

標準治療

　科学的根拠に基づいた視点で，現在利用できる最良の治療が示され，ある状態の一般的な患者さんに行われることが勧められている治療をいいます。一方，推奨される治療という意味ではなく，一般的に広く行われている治療という意味で「標準治療」という言葉が使われることもあるので，どちらの意味で使われているか注意する必要があります。なお，医療において，「最先端の治療」が最も優れているとは限りません。最先端の治療は，開発中の試験的な治療として，その効果や副作用などを調べる臨床試験で評価され，それまでの標準治療より優れていることが証明され推奨されれば，その治療が新たな「標準治療」となります。（がん情報サービスより）

Q8　臨床試験，治験，先進医療とは何ですか？

●臨床試験とは？

　新しい薬や手術，放射線治療などを用いた新しい治療，あるいはそれらの組み合わせで行われる治療法などに対して，新しい薬や治療法が本当に有効であるか，安全性には問題がないかなどを患者さんに協力していただいて確認するために行われる試験のことを「**臨床試験**」と呼びます。従来の標準治療と比較して，より優れた治療と認められたものは，新たな標準治療として推奨されます。臨床試験に参加した患者さんから得られた効果や安全性などのデータは，同じ病気の人の新しい治療法の開発に役立っています。

●治験とは？

　臨床試験の中でも，国（厚生労働省）から保険診療*が適用される「薬」や「医療機器」として認めてもらうために行われる試験のことを「**治験**」といいます。

●先進医療とは？

先進医療とは，国が認める高度な治療法のうち有効性・安全性は一定の基準を満たしてはいるものの，まだ標準治療としては認識されておらず保険診療とすべきかどうかの評価が必要であると国が定めた治療法です。効果や安全性を科学的に確かめる段階の高度な医療技術で，実施できる医療機関が限定されています。先進医療に係る費用は，患者さんが全額自己負担することになります。

*保険診療

日本では，効果と安全性が認められた医療は国の審査ののち**公的医療保険制度**(いわゆる保険)が適応され，誰もが平等に診療を受けることができます。標準治療のほとんどは保険が適用されています。保険診療で認められている治療法と保険診療で認められていない**自由診療**として行われている治療の併用は「**混合診療**」と呼ばれ，原則として禁止されています。**保険外併用療養費制度**により治験および先進医療と保険診療の併用は認められています。

Q9 治療を受ける際にどのようなことに気を付けたらよいですか？

通常は検査を受けた医療機関から専門医療機関に紹介されることが多いと思います。がんの告知で頭が真っ白になってしまうため，患者さん自身で医療機関を選択する時間的，精神的余裕がないことがほとんどです。基本的には，専門的に胃がんの治療を行っている病院であれば大きな違いはないと思いますが，日本では全国408カ所に厚生労働省が指定する**がん診療連携拠点病院**が配備されています。こういった拠点病院では**相談支援センター**が設置されていて，がん治療や療養に関する相談を受けることができます。

担当医の説明をよく聞いて十分に理解することが重要です。少しでもわからないことがあるときは遠慮せずに質問して確認してください。提示された治療方針に納得して治療を進めていきましょう。担当医の提示された治療方針に納得がいかない場合，あるいは自分で調べた別の治療を希望する場合は担当医に相談してください。ご希望であれば，**セカンドオピニオン**を受けることもできます。

現在，インターネットでは様々な情報が氾濫しています。特にがん治療に関する情報は，残念ながら営利目的でかなりいい加減な情報が掲載されていることが多いです。信頼できる確かな情報としては，各学会から刊行している本書のようなガイドラインや，国立がん研究センターが提供している**がん情報サービス**(ganjoho.jp)などがあります。こういったところから正しい情報を入手して担当医とよく相談して治療を受けてください。

がんの治療法を選択するときや治療を受けているときに，手術や薬物療法，放

射線治療といった標準治療のほかに，健康食品やサプリメントなどの，いわゆる「民間療法（みんかんりょうほう）」に関心を持つ人は少なくありません。民間療法の定義は明確ではありませんが，補完代替療法（ほ かんだいたいりょうほう）や統合医療（とうごう い りょう）（Q＆A 症状緩和・支持療法 10：96 ページ参照）の一部として扱われることがあります。民間療法として知られているものには多くの種類があります。すべての民間療法を否定するわけではありませんが，民間療法によってがんが小さくなることや消えたりすることはありません。むしろ，身体に悪影響が出て手術の延期を余儀なくされたり，薬物療法を継続することができなくなる場合もあります。どんな療法を受けているかに関しては，担当医に隠さずに伝えてください。担当医に話しづらいと感じる場合は，看護師や薬剤師，相談員にお話ししてみてください。

Q10 胃がんと診断されましたが，仕事や生活はどうしたらよいですか？

　　胃がんと診断された時点ですぐに仕事を辞める必要はありません。内視鏡治療であれば治療後数週間で復職できますし，手術を受けたとしても多くの場合は1～2 カ月で復職することが可能です。薬物療法を受ける場合も，外来通院で治療することが多いので，仕事をしながら治療を受けることも可能です。ただし，仕事の内容によっては続けることが困難な場合もありますので，あまり負担とならない仕事への配置転換が可能かなどに関して職場とよく相談してみてください。また，がん診療連携拠点病院（しんりょうれんけいきょてんびょういん）などに配置されているがん相談支援センター（そうだん し えん）では，がん患者さんの就労支援に積極的に取り組んでいますので，是非相談してみてください。一部のがん診療連携拠点病院では「長期にわたる治療等が必要な疾病をもつ求職者に対する就職支援事業」が実施されています。本事業では，就職支援相談員をハローワークに配置し，相談支援センターへの出張相談も実施しております。

　　国立がん研究センターのがん情報のサイト（ganjoho.jp）では「癌と仕事のQ＆A」という小冊子を提供していますので，こちらも参考になると思います。

　　胃がんと診断されると生活も大きく変わってしまいます。治療のための通院や入院が必要となり，社会活動や日常生活にも大きな影響があります。できれば周囲の人に病気のことを伝えて，理解と協力を得ておいたほうがよいです。これまで自分が行ってきたことを誰かに代わってもらわなければならない場合も想定されます。また，仕事が十分にできない上に治療費がかかるため，経済的な負担も生じます。身近に相談できる人がいる場合は，よく相談して解決していくことが望ましいです。がん診療連携拠点病院の相談支援センターでも生活や暮らしの相談を受けていますので，活用してください。

Q11 胃がん治療にはどのくらい費用がかかりますか？

A 胃がんの治療費は治療の内容や入院期間によって異なります。早期胃がんで内視鏡治療を受けた場合は7日間の入院で約60万円，腹腔鏡下胃切除を受けて12日間入院した場合は約190万円かかります。3割負担の場合はそれぞれ20万円，63万円となります。

薬物療法では，一次治療としてS-1，オキサリプラチン，ニボルマブを使用した場合，1コースあたりの薬剤費は一般的な体格の方で約40万円になります。自己負担額は3割の場合は13万円程度ですが，月に2回治療が行われた場合は倍の26万円になります。

しかし，自己負担には1カ月の**限度額**が設定されており，限度額を超えると**高額療養費制度**が適用されます。1年間で何回も高額療養費制度に該当した場合はさらに**減免処置**が適用されます。

詳しくは相談支援センターに相談してみてください。

コラム

高額療養費制度

公的医療保険の対象となる医療費のうち，ひと月(月の1日〜末日)に医療機関や薬局の窓口で支払った額が一定の金額を超えた場合に，その超えた金額が支給される制度です。この「一定の金額」という自己負担の上限額は，年齢や所得に応じて定められています。また，医療費が高額になりそうなことがあらかじめわかっている場合に，事前に手続きを行うことで，医療機関の窓口での支払額そのものを，初めからひと月の自己負担の上限額までとすることができる仕組みもあります(**限度額適用認定証**)。(がん情報サービスから)

Q12 5年生存率とは何ですか？

A がんの治療成績を表す指標の一つとして，**生存率**があります。生存率とはがんと診断されてから(あるいは治療が開始された時点から)，一定の期間を経過した時点で生存している割合のことでパーセンテージ(%)で表します。胃がんの場合は手術後5年を経過してからの再発死亡が極めて少ないことから5年生存率が使われます。

5年生存率といわれるとなんとなく5年生存できることをイメージされる患者さんが多いですが，5年後に突然亡くなる訳ではありません。**図33**の生存曲線を見ていただいてもわかるように，ステージⅢCの5年生存率は約30%ですが，術後2年の時点で既に50%の患者さんがお亡くなりになっています。このように術後の再発は2年以内に多いことにも留意が必要です。

また，薬物療法の効果を表す指標として**生存期間の中央値**（MST：median survival time）を用いることがあります（**図34**）。これは治療を受けた患者さんの中で生存している患者さんの割合が丁度50%になる期間をいいます。切除不能な進行胃がんや再発胃がんに対する胃がんの薬物療法のMSTは以前は6カ月程度でしたが，最近（2021年）では15カ月程度まで延長しています。

図33　胃がんのpステージ別の生存曲線

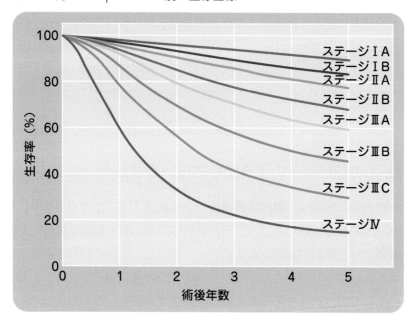

図34　生存期間の中央値

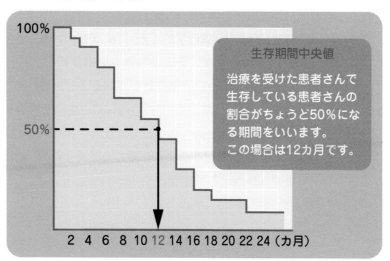

Q13 胃がんと診断されました。子供を持ちたいと思っていますがどうしたらよいでしょうか？

A 　妊娠するための力のことを**妊孕性**といいます。がんの治療は，卵巣や精巣など直接妊娠に関連する臓器の治療でなくても少なからず妊孕性に影響をおよぼします。最近では卵子や精子，受精卵を凍結保存することによって妊孕性を温存することも可能となってきました。薬物療法による生殖機能や胎児に与える影響に関しては十分なデータがありません。そのため薬物療法を行う際には必ず避妊が必要となります。したがって，妊孕性温存を希望される場合は，治療前に対応する必要があります。治療後の見通しを含めて担当医と十分に相談することが大切です。

②診断

Q1 胃がんの診断はどのようにして行いますか？

　胃の中の状態は，**胃内視鏡検査**で直接観察することができます。胃内視鏡検査を行ってがんが疑われるところがあれば，その場で組織を採取し(**生検**)，**顕微鏡検査**でがん細胞が確認されて初めて"胃がん"という診断が確定します。近年ではがんを見つけやすくしたり，がんかどうかを見極めるために，**画像強調内視鏡技術**が使用されることも多くなっています。また，がんが胃壁のどの深さまで浸潤しているかどうか(**深達度**)についても，通常の胃内視鏡検査による観察で行います。病変の大きさ，厚み，潰瘍の有無や空気を入れることでの形状の変化などをみて，総合的に深達度の診断を行います。

　胃がんは顕微鏡で見る診断(**病理学的診断**)によって，大きく分化型胃がん，未分化型胃がんに分けられますが，その他特殊な組織が検出されることもあります。検出された組織の型によって治療方針が異なることがあります。また，進行した胃がんで化学療法(抗がん剤治療)を行う際には，生検で採取した組織を使ってHER2タンパク発現の程度を調べることもあります(Q & A総論3：44ページ参照)。この結果によって，選択する薬剤が変わってくるため，組織診断は治療方針を決める上で重要な検査となります。

Q2 治療方針を決めるために，ほかにどのような検査が必要ですか？

A 　胃がんの治療方針を決めるためには，深達度（Q & A 診断 1：52 ページ参照）と，リンパ節や他臓器（肝臓や肺など）へ転移をしているか（6 胃がんの検査法：15 ページ参照）どうかを調べる必要があります。

　深達度は，まず通常胃内視鏡検査による観察で行います。時に，**超音波内視鏡**（EUS：endoscopic ultrasonography）を用いて診断を行うこともあります。EUS は超音波装置をともなった内視鏡で，消化管のなか（内腔）から消化管壁やその外にある臓器を見ることができる検査です。この検査も胃内視鏡検査と同様，口から内視鏡を挿入します。通常の胃内視鏡検査では消化管の表面しか見ることができませんが，超音波を用いることにより胃壁の内部の観察が可能となります。通常内視鏡検査で深達度診断が困難な場合，EUS が補助的診断として有用な場合があります。

　リンパ節転移や**他臓器への転移**をみるためには，**胸部・腹部 CT 検査**を行います。**PET**（positron emission tomography）**-CT** は，CT 検査にて転移の診断が確定できない場合のみに用いられます。進行胃がんの再発の有無を診断する際に用いられることが多く，初発胃がんの治療方針を決定する際に必ずしも必要な検査ではありません。

　また，胃がんの場合，病変の場所やどの部位まで広がっているかによって，手術の方法が変わることもあります。病変部位をより客観的に判断するため，バリウムを使った**造影検査**が行われることもあります。

Q3 審査腹腔鏡はどのような時に行うのですか？

　審査腹腔鏡は，CT などの画像検査でははっきりしないが，**腹膜転移**の可能性が否定できない場合に確認する目的で行われる検査です。正確なステージを診断することを目的に行われます。審査腹腔鏡の対象となるのは，①胃の壁の外にがんが露出し，かつ胃の後方の動脈周囲のリンパ節に大きな転移がある，②腹部大動脈周囲にリンパ節転移がある，③胃全体を占めるような 4 型の胃がん（スキルス胃がん）や大型の 3 型胃がんである，④わずかに腹水がある，⑤胃の周囲や腸間膜にわずかに粒状や雲状の影がある，⑥小腸や大腸の壁がわずかに厚くなっている，場合などです。

　腹膜転移では，がんが大きな塊を作ることがほとんどありません。お腹の中に，小さながんがパラパラと広がっていたり，がんの細胞だけが広がっていたりします。進行すると，大量の腹水や，腸管の狭窄や拡張，尿管の狭窄とそれに伴う尿

管や腎臓の拡張（狭窄した尿管によって尿が膀胱までうまく流れなくなり，尿が上流の尿管や腎臓にたまって拡張する），明らかな粒状や雲状の影などが画像診断でも分かるようになります。このように CT などの画像検査では，かなり進行した状態でないと腹膜転移と診断できないのです。そのため腹膜転移を認める可能性が高い胃がん（前述の①②③など）や，画像検査で腹膜転移の可能性が否定できない場合（前述の④⑤⑥など）には，審査腹腔鏡を行って，腹膜転移の有無を診断することになります。

　審査腹腔鏡は全身麻酔が必要ですので，手術室で行います。臍（へそ）などに小さな穴をあけ，その穴から腹腔鏡と呼ばれるカメラをお腹の中に直接挿入して観察することで，小さながんがパラパラと広がっているかどうかを診断します。疑わしい病変があれば，組織を採取して顕微鏡で検査します。また，お腹の中に生理食塩水を注入し，回収した液を顕微鏡で検査することで，目に見えないがん細胞がお腹の中に広がっているかどうかを診断します（**腹腔洗浄細胞診**）。

　画像検査で遠隔転移がなく審査腹腔鏡で腹膜転移がなければ，手術を前提として，治療を進めることになります。審査腹腔鏡で腹膜転移を認めた場合には，主として薬物治療を行うことになります。

③内視鏡治療

Q1 内視鏡的切除とはどのような治療法ですか？

A

1）内視鏡治療とは

　内視鏡的切除は，**胃内視鏡**を用いる治療法です。内視鏡の鉗子孔から高周波ナイフなどの処置具を挿入して内視鏡の先端から出し，早期胃がんを切除します。

　内視鏡的切除では，内視鏡を胃の内側で操作してまた病変部とその周囲の粘膜をまとめて切除します。切除した病変は口から回収します。したがって，患者さんのお腹にはいっさい傷がつかず，術後の後遺症がほとんどないことが最大の利点です。また，外科手術と同様に切除した病変を顕微鏡で診断し，完全に切除できているか，また病変の組織型や深達度などを確認することが可能です。

2）内視鏡的切除の種類

　早期胃がんに対する内視鏡的切除は，①内視鏡的ポリープ切除術（ポリペクトミー），②内視鏡的粘膜切除術（EMR：endoscopic mucosal resection），③内視鏡的粘膜下層剥離術（ESD：endoscopic submucosal dissection）の 3 つの

方法に分けられます。

(1)内視鏡的ポリープ切除術(ポリペクトミー)

　キノコのような形をした茎があるがんに対する治療方法です。内視鏡の先端からスネア(輪っか状の細いワイヤー)を出し，スネアを病変の茎にかけて締め付けて，高周波電流で切除します。

(2)内視鏡的粘膜切除術(EMR)

　高周波電流を使って早期胃がんを切り取る方法です(図17)。病変の下の粘膜下層に生理食塩水などを注入して，病変部を浮き上がらせます。次に，内視鏡の先端から，スネアと呼ばれる輪っか状の細いワイヤーを出し，浮き上がった部分の根元にかけます。ワイヤーを少しずつ絞め，高周波電流を用いて，病変周囲の粘膜を含めて切除します。

(3)内視鏡的粘膜下層剥離術(ESD)

　がんの周囲にマーキングを行った後に，がんの下の粘膜下層に生理食塩水やヒアルロン酸ナトリウムなどを注入して，がんを浮き上がらせます。次に，がんの周りの粘膜を高周波ナイフで切開し，粘膜下層から病変を剥がして切除します。ESDは，ポリペクトミーやEMRと比較すると治療に時間がかかりますが，ポリペクトミーやEMRでは完全切除することが難しい大きな早期胃がん，生理食塩水などの注入で十分に浮き上がらない早期胃がんに対しても，より確実な**一括切除**(病変を周りの粘膜と一緒にひとかたまりに切除)することが可能です。現在では，早期胃がんに対するESDは処置具の開発とともに技術的にも確立し，内視鏡的切除の対象となる病変のほとんどは，病変の存在する部位，大きさ，病変部の潰瘍の合併の有無にかかわらず，ESDにより安全に切除が可能となっています(図18)。

Q2 ▶ ESD後の偶発症にはどのようなものがありますか？

・穿孔

　ESD中に約2%の患者さんで胃壁に穴が開くこと(**穿孔**)がありますが，その多くは内視鏡的に閉鎖する(内視鏡で穴を閉じる)ことが可能です。また，ESD後には，切除部は一時的に胃潰瘍となります。

・後出血

　ESD後は，切除後の胃潰瘍に対して予防的な止血術を行い，出血がないことを確認した上で病変を口から回収して治療を終了します。しかし，ESD終了後に約4%の患者さんにおいては，切除後の胃潰瘍から出血が起こり，追加で止血術が必要となることがあります。また，稀ではありますが，出血量が多く輸血が必要

になることがあります。

・**遅発性穿孔**
ちはつせいせんこう

　稀ではありますが，切除後の潰瘍に穴が開くこと（**遅発性穿孔**）があり，緊急手
ちはつせいせんこう
術が必要になることがあります。

　内視鏡的切除後は，外科手術と同様に術後に慎重な経過観察と適切な対応が必
要となりますので，原則として1週間程度の入院加療が必要となります。また，
出血や穿孔が起こった際には，入院期間の延長が必要となることがあります。

　従来は外科手術が必要だった早期胃がんも，身体に負担の少ない内視鏡的切除
を行い，胃を温存することが可能となりました。しかし，その対象となる病変に
は条件がありますので，次項「Q3 内視鏡的切除はどのような患者さんに行われ
ますか？」も併せてご参照ください。

Q3 ▶ **内視鏡的切除はどのような患者さんに行われますか？**

　早期胃がんのうち，内視鏡的切除の対象となるがんは，①一括切除（病変を周
りの粘膜と一緒にひとかたまりに切除）が可能で，②リンパ節に転移している危
険性がない病変です。

　日本では，2000年頃に早期胃がんに対する内視鏡的粘膜下層剥離術（ESD）と
いう切除方法が開発され，広く普及してきました。現在では機器の開発とともに
切除技術も安定し，内視鏡切除の対象となる病変のほとんどが，安全に一括切除
を行うことが可能となりました。

　リンパ節転移の危険性は，早期胃がんの細胞の型，深さ，大きさ，病変部の潰
瘍の合併の有無などによって規定されます。胃内視鏡検査においてリンパ節転移
の危険性がない条件を満たす病変は，内視鏡的切除の対象となります。具体的に
は図35の条件を満たす早期胃がんにおいては，内視鏡的切除が標準治療となり
ます。

　一方で，図35の条件を満たさない早期胃がんはリンパ節転移の危険性があり，
内視鏡による胃内の病変の切除のみでは，リンパ節や他の臓器から再発する可能
性があります。そのため，原則として胃の周囲のリンパ節を胃とともに外科的に
切除する必要があります。なお，高齢であったり基礎疾患を有する患者さんにお
いて，外科手術による侵襲（負担）が大きいと判断される場合には，上記の条件を
満たさない病変に対しても内視鏡的切除を選択することがあります。

図35　内視鏡所見による内視鏡切除の対象

細胞の型	深さ	潰瘍合併	大きさ
分化型	粘膜内	なし	制限なし
分化型	粘膜内	あり	≦3 cm
未分化型	粘膜内	なし	≦2 cm

Q4　内視鏡的切除後の治療方針について教えてください。

A　　内視鏡的切除を行った後は，病変が完全に切除されているか，リンパ節転移の危険性がないかどうか，切除標本の顕微鏡検査で診断し，内視鏡的根治度を評価します（図20）。

1）内視鏡的根治度 A，B

切除標本の組織検査において，内視鏡的根治度 A あるいは B（eCuraA あるいは B）は転移リスクが極めて低いと判断されるため，経過観察を行います。これまでの日本での多施設研究において，eCuraA あるいは B の早期胃がんの患者さんの治療成績は，外科切除（リンパ節郭清を伴う胃切除）と遜色なく良好であったことが報告されています。

2）内視鏡的根治度 C

eCuraA あるいは B のいずれにもあてはまらず，分化型がんの一括切除で側方断端もしくは分割切除のみが，eCuraA，B の基準から外れる場合は eCuraC-1 と分類しています。eCuraC-1 はリンパ節転移の危険性は低いと考えられますが，切除した領域にがんが残っている可能性があります。eCuraC-1 の治療方針については，追加外科切除のほか，患者さんに十分な説明を行った上で再度の内視鏡的切除や焼灼法，もしくは無治療での経過観察といった胃を温存する方法も選択肢としてあげられます。内視鏡的切除が行われた施設により方針が異なることがありますので，担当の医師とよく相談し，必要に応じてセカンドオピニオンを利用することもお勧めします。

一方で，前述の条件を満たさない早期胃がん（eCuraC-2）はリンパ節転移の危険性があり，内視鏡的切除による胃内の病変の切除のみでは不十分で，リンパ節や他の臓器から再発する可能性があります。そのため，胃内の病変はすでに内視

鏡で切除されていますが，原則として胃の周囲のリンパ節を摘出するために，胃を外科的に追加切除する必要があります。近年，多数例の外科手術の組織検査の検討により，早期胃がんのリンパ節の転移リスクをより詳細に予測することが可能となりました。高齢の患者さんや他の疾患を有する患者さんにおいて，現状の健康状態や他の疾患のリスクと外科手術の侵襲のバランスを考慮して，内視鏡治療後の外科手術による不利益が利益を上回ると判断される場合には，前述の条件を満たさない病変に対しても経過観察を選択することがあります。

Q5 内視鏡的切除後にはどのようなことに気をつければよいですか？

1）内視鏡的切除後の食事，内服について

内視鏡的切除直後には，病変部は一時的に胃潰瘍が形成されますので，**制酸剤**^{せいさんざい}（プロトンポンプインヒビターやカリウムイオン競合型アシッドブロッカー）を4〜8週間程度内服します。また，飲酒や香辛料や油の多い食事など，刺激物の摂取を控えていただくように気をつけてください。

2）内視鏡的切除後の経過観察について

内視鏡的切除後の病理組織学的診断において内視鏡的根治度 A，B（eCuraA，B）と診断された患者さんは，胃がんが内視鏡的切除により**一括完全切除**（病変を周りの粘膜と一緒にひとかたまりに切除し，かつ顕微鏡検査において切除断端陰性であること）が確認されているため，切除部位からの再発は基本的に起こりません。また，リンパ節ならびに他臓器への転移再発リスクも極めて稀であり，長期的な治療成績も外科切除と同等であることが報告されています。

eCuraA，B と診断された患者さんにおいては，原則として年1回程度の胃内視鏡検査による経過観察が推奨されています。前述の通り，早期胃がんは基本的に完全に切除されています。しかし，内視鏡的切除を受けられた患者さんの多くは，ヘリコバクターピロリの感染を背景とした**萎縮性胃炎**^{いしゅくせいいえん}を伴っており，温存した胃に新しい胃がん（**異時性多発胃がん**^{いじせいたはつい}）ができるリスクが比較的高いことがわかっています。実際に，内視鏡的切除後の患者さんに対して年1回の胃内視鏡検査で経過観察を行った際に，年率2〜4%，5年間の経過観察で約10%の患者さんに異時性多発胃がんが発生することが報告されています。なお，年に1回程度の胃内視鏡検査において発見された異時性多発胃がんは，そのほとんどが内視鏡的切除が可能な早期胃がんで，初回の治療同様に再度の内視鏡的切除で胃を温存可能であることがわかっています。eCuraA，B の患者さんの5年全生存率は良好ですが，異時性多発胃がんの発生リスクは，5年を超えても下がらないため，

長期的な内視鏡検査による経過観察が重要となります。

　また，これまでのランダム化比較試験において，**ヘリコバクターピロリ除菌療法**により異時性多発胃がん発生リスクが低下することが示されています。しかし，除菌を行っても萎縮性胃炎は消失せず，異時性多発胃がんの発生リスクはゼロにはなりませんので，除菌を行った患者さんも定期的な胃内視鏡検査を長期間行うことが推奨されています。

　なお，eCuraB の患者さんにおいては，eCuraA 同様の良好な長期予後が報告されていますが，十分な症例数による検証が行われていません。したがって，医師用の胃癌治療ガイドライン第6版においては，年に1～2回の胃内視鏡検査に加えて，CT 検査も行うことが推奨されています。

④手術

A. 総論・適応

Q1 胃がんの手術でリンパ節も切除するのはなぜですか？　リンパ節を切除することで後遺症はないのでしょうか？

　胃がんの手術では，がんができた部分の胃だけでなく，胃の周りにあるリンパ節（**領域リンパ節**といいます）も含めて切除します。これは，がん細胞がリンパ管を伝って全身に広がっていく性質があるためです。リンパ節は全身にある径 0.4～1.0 cm の組織で，細菌やウイルスなどの体にとって不都合な侵入物が体中に広がるのを止める関所の役割をもちます。胃にがんができると，がん細胞は領域リンパ節に転移し始めます（図13）。がんがさらに進行してくると，領域外のリンパ節にもリンパ管を伝って転移が広がるようになります。リンパ節に転移があるかどうかは CT などで検査しますが，転移があってもまだ小さいものは見つけることができないので，診断精度には限界があります。そこで胃がんの手術ではがんのできた場所や大きさ，深さなどから範囲を広めに設定し，その中にあるリンパ節を胃と一緒に切除します。これを**郭清**といいます。こうして切除された個々のリンパ節に実際転移があったかどうかは，術後の病理検査で調べます。もし治療を始める時点で領域外のリンパ節への転移が強く疑われた場合はステージ ⅣB と診断され，薬物による全身治療が選択されます。

　胃の領域リンパ節は，基本的に胃を囲んでいる数本の血管に沿って存在しています。そのため，リンパ節を取り残さず切除するために，通常，胃の手術ではこ

れらの血管を根元で切ります。結果的に手術で切除されるのは摘出する胃についてくるリンパ節なので，基本的に悪影響はありません。浮腫のような症状が出ることもほぼありません。ただし，リンパ節の中にいるリンパ球は細菌やウイルスだけでなく，がん細胞に対する免疫作用も持つことが知られています。そのため，リンパ節を必要以上に切除しないこともまた重要です。

Q2 手術の前に 2～3 カ月間抗がん剤治療を行うと言われました。その間に胃がんが進んでしまうことはありませんか？

A 計画的に 2～3 カ月間抗がん剤を手術前に投与して，胃がんを小さくしてから手術を行う場合があります。このような治療法を「術前化学療法（じゅつぜん か がくりょうほう）」といいます。対象となるのは，手術前に抗がん剤を投与した方が治療効果が高いと予想される胃がんです。具体的には，CT 検査などの画像診断で，がんの進展が進んでいるためきれいに手術で切除できるかどうか微妙だと判断された場合，または画像診断で切除できそうであっても悪性度が高くて治りにくい種類の胃がんであることが分かっている場合などです。目的は治療効果を高めて，再発を防ぐことです。術前化学療法には次のようなメリットが挙げられます。

・CT 検査や目では見えないような小さな転移に効果を発揮する。

・胃がんそのものや転移したリンパ節が小さくなって，きれいに手術で切除できる可能性が高まる。

・手術で胃を切除する前なので体力もあり，十分な抗がん剤が投与できる。

一方で，次のようなデメリットも考えられます。

・抗がん剤の副作用で手術が受けられなくなる可能性がある。

・抗がん剤の効果がなかった場合に，病状が進行して手術が難しくなる，あるいは手術ができなくなる可能性がある。

これまでの臨床試験の結果では，術前化学療法中に病状が進行して手術ができなくなる割合は 10％以下とされています。一般的に担当医が術前化学療法を勧めるのは，もともと治りにくい胃がんであり，このようなデメリットを差し引いても患者さんへのメリットが大きいと判断されている場合です。病状の進行が懸念される場合には，抗がん剤治療中に CT 検査で確認することもあります。これらの点を十分に担当医に確認してから，治療を受けることをお勧めします。

Q3 ステージⅣと言われ，抗がん剤治療を受けることになりました。手術を受けることはできないのでしょうか？

A 胃がんと診断された時点で肝臓や肺など別の臓器に転移している場合，遠くの（領域外の）リンパ節に転移がある場合，がん細胞が腹腔内に散って播種と呼ばれるしこりをつくっている場合はステージⅣBとなります。その場合は手術を行ってもがんが残ってしまうため，基本的には薬物療法を行うことになります。

ただし状況によっては，胃がんを治す目的ではなく症状を軽減する目的，または少しでも延命を図る目的で**緩和手術**を行う場合があります。たとえば胃と小腸をつなぐことで食事ができるようにするバイパス手術を行うことがあります。また胃がんの**腹膜播種**によって小腸や大腸にがんが増殖し**腸閉塞**（腸の通り道がふさがること）となった場合には，狭くなった腸管を切除したり腸管どうしを繋いだりすることもあります。出血した胃がんに対しては，状況により止血のために胃切除を行うこともあります。これらは患者さんの生活の質を改善する目的で行う緩和手術です。

また，がんの量をできるだけ少なくし，後の薬物療法に期待するのが**減量手術**です。ただ，以前は行われることもありましたが，現在はそのような手術をしてもメリットがないことが臨床試験で示されたため，お勧めできません。

一方，手術で切除しきれないステージⅣBと診断されて実施された薬物療法がよく効き，手術ができるようになることもあります。この場合の手術を**コンバージョン手術**（コンバージョンは治療法の転換という意味）といいます。胃がんに対する抗がん剤の開発は近年飛躍的に進んでおり，コンバージョン手術のチャンスが増えることが期待されています。しかし，ときには手術によって体に負荷が加わることでかえって状態が悪くなったり病勢が進んだりすることもあり，その効果や適応（手術に適した状態か）については現時点では十分に明らかにはなっていません。

Q4 手術予定が1カ月後になりました。待っている間にがんが進行してしまうことはありませんか？

A 一般的に，がん細胞が検査でわかる大きさになるまで育つには，10年程度かかるといわれています。また，早期の胃がんが進行した胃がんに育つまでには3〜5年程度，早期の胃がんが命を奪うまでには5〜7年程度かかるといわれています。早期の胃がんであっても，放置すると少しずつ進行し，命を奪うことがわかっているので治療は必要ですが，数カ月程度ですぐに進行することはありませ

ん。進行したがんであっても，3カ月程度までの待機時間であれば，手術後の治り具合には影響しないことも分かっています。

　胃がんの手術が必要だと診断されても，いますぐに手術をしなければ救命できないような症状がない限り，「安全に確実に必要な手術を行う」ことが最優先となります。そのため病院を受診されても，すぐに手術日を決めて，手術をするわけではありません。「安全に確実に必要な手術を行う」ために，(1)がんの広がり具合の検査と進行度の検査，(2)耐術性の検査を行います。

　(1)進行度の検査では，**胃内視鏡検査**と **CT 検査**を行います。内視鏡ではがんの広がり具合をみて，手術で切除する範囲を決めます。がんの広がり具合をみるためには，内視鏡での見え方だけではなく，生検した組織を使った**病理検査**(顕微鏡でがん細胞が存在することを確認)も行います。CT 検査では，胃や胃の周囲，肝臓などの上腹部だけではなく，下腹部や骨盤，胸部なども検査します。

　(2)**耐術性**の検査では，体が全身麻酔や手術に耐えられるかどうか，重要な臓器の障害がないか，緊急を要するような**併存疾患**がないかどうか，を評価します。たとえば，心臓の血管に狭いところがみつかり，**心筋梗塞**のリスクが高いことが分かった場合には，心臓の治療を行ってから，胃がんの手術を行います。また，**糖尿病**で血糖値が安定していないと，手術後に合併症を起こすリスクが高くなります。このような場合には，糖尿病の治療を行ってから，手術を行います。

Q5　胃がんの手術を受ける場合，どれくらいの入院が必要でしょうか？

A

　手術の大きさや全身状態にもよりますが，一般的な手術で，術後の合併症が起きなければ，手術前 1〜2 日程度，手術後 7〜14 日程度，平均 14 日前後程度の入院が必要となります。食道と胃のつなぎ目にできたがんで，胸部の操作が必要となる場合には，より慎重な**術後管理**が必要なのでもう少し長くなります。糖尿病があるなど，手術前に併存疾患の治療が必要となる場合には，手術前の入院が長くなることがあります。大きな手術や他の臓器を**合併切除**した場合，手術後に**合併症**が起こるリスクが高くなります。また，高齢の患者さんや併存疾患がある患者さんでは，合併症が起こるリスクが高くなります。合併症が起きた場合には，手術後の入院期間が長くなります。合併症の程度や治りやすさにもよりますが，手術後に 1〜数カ月程度かかる場合もあります。

B. 手術の方法

Q1 胃がんの手術では胃を切除する範囲はどのように決めるのでしょうか？

リンパ節転移がある，または筋層まで到達する腫瘍に対しては**定型手術**が行われます。通常，**幽門側胃切除術**(胃の下 2/3 を切除する)か**胃全摘術**が行われます。腫瘍口側の距離がとれる場合は幽門側胃切除術を行いますが，とれない場合は胃全摘術となります。

　一方，粘膜下層までの早期胃がんに対しては，腫瘍の位置に応じて切除範囲を縮小できる可能性があります。胃上部の腫瘍で，胃を半分以上残すことができる場合には，胃上部のみを切除する**噴門側胃切除術**が可能な場合があります。また，胃中部の腫瘍で胃の出口から 4 cm 以上離れている場合には，胃の中央のみを切除して胃の出口(幽門)を残す**幽門保存胃切除術**が可能な場合があります。

　ただし胃の切除範囲は，リンパ節転移や周囲臓器への浸潤の程度によって調整することがありますので，主治医から個別に詳しく説明をしてもらうことが重要です。

Q2 胃の中央よりも上側にできたがんに対して全摘が必要と言われました。胃を残す手術はできませんか？

　胃の上側 1/3～1/2 を切除する**噴門側胃切除術**が選択肢となる可能性があります。胃の上部にとどまる早期がんに対してよい適応とされています。これは，進行がんでは一般に腫瘍辺縁から 3～5 cm の余裕をもって胃を切除する必要があり，そうすると幽門側の胃が十分残らなくなる可能性があるからです。ただし，食道胃接合部に発生したがんの場合には進行がんであっても噴門側胃切除術を行うことがあります。

　同じ胃を残す術式でも，幽門側胃切除術では胃の上部，すなわち胃から食道への逆流を防ぐ噴門や食物を貯留する役割をもつ穹窿部が残るので，たとえ小さくても残す意義がありますが，噴門側胃切除術では逆にそれらを切除するので，残る側はある程度(少なくとも 1/2 以上)大きくないと胃の役割を果たしません。胃を残すことにこだわるあまり，腫瘍からの距離を十分確保できずに温存した胃の断端(切った端の部分)から再発したり，転移したリンパ節を取り残したりしてはいけないので，そうした場合は**胃全摘術**が選択されます。ただし，高齢者や併存疾患の程度，栄養状態を考慮した上で胃全摘術に耐えられないと判断した場合に

3章

Q&A

は**噴門側胃切除術**を選択する場合もあります。

　胃全摘術と比べて，噴門側胃切除術には下痢や**ダンピング症状**（ダンピングとは"墜落"という意味です。飲み込んだ食物が，「小腸に墜落する」＝「急速に小腸に入ってしまう」ことで起こる様々な症状を「ダンピング症状」といいます）の発現を減らすことができ，体重減少も抑えられるという利点があります。一方で，残った胃から分泌される胃酸や十二指腸液が食道に逆流しやすくなり，**逆流性食道炎**が引き起こされてしまうという欠点もあります。これを防止するために食道と残された胃の吻合部に手術で逆流防止の仕組みを加えたり，小腸を介在させたり（図25）するなどの再建方法が行われています。

Q3　開腹手術，腹腔鏡下手術，ロボット支援手術の違いは何ですか？

A　胃がんに対する手術は大きく分けると，傷の大きな開腹による手術（**開腹手術**）と，傷の小さな腹腔鏡による手術（**腹腔鏡下手術**）があります。腹腔鏡下手術の進化型が**ロボット支援手術**です。この3つの手術は日本ではいずれも胃がんの手術として保険適応となっています（ロボット支援手術の場合は，一定の基準を満たした施設でのみ施行可能です）。

　開腹手術は古くから行われてきた歴史とこれまでのデータがあります。傷は大きくなりますが，術者の手を使って臓器を触ることができることが特徴です。術者に触覚があること，お腹の中に高度な癒着があっても対応が容易であること，他の臓器に浸潤するような高度進行がんでも対応できることが長所です。

　腹腔鏡下手術は，1990年代に始まった手術です。腹部に数カ所小さな穴を開け，そこから腹部を炭酸ガスでふくらませ，30 cmくらいの細長いカメラや鉗子などの器具を入れて手術をする方法です（図28）。医師は，腹部に挿入した小型カメラによって，大きく映し出された映像を見ながら手術を行います。最新の拡大された高解像度の画像技術を用いると，肉眼よりも解剖構造がより鮮明に分かります。早期胃がんだけではなく，比較的小型の進行胃がんであれば開腹手術と同様に安全に行うことができ，治療効果も同等であることが臨床試験で確認されています。また，開腹手術に比べて傷が小さく，腸の動きの回復も早いことが示されています。

　ロボット支援手術は，2000年代に始まった手術で，腹腔鏡下手術がさらに進化したものです。基本的な手術の内容や傷の大きさは同じです。医師は，手術台から2〜3 m離れた場所にある操縦室のような場所（コンソールと呼びます）に座って，三次元（3D）画像をのぞきこみながら鉗子を遠隔操作します（図29）。ロボットが自動で手術をするわけではありませんし，医師は手術室の中にいます。

3D 画像のため奥行きが自然に認識でき，鉗子は人の手のように自由に曲げることができるため，これまでは届きにくかった部位での操作も可能となります。さらに医師の手の震えが器械で制御されて手ブレがなくなるため，腹腔鏡下手術よりも正確な操作が可能であるとされています。ロボット支援手術を用いると患者さんにとって，どんなメリットがもたらされるかはまだはっきりと分かっていません。手術に関連した合併症が減らせるのではないかと考えられており，現在，臨床試験で検証が行われています。

　腹腔鏡下手術やロボット支援手術は「体に優しい手術」という意味で，「<ruby>低侵襲<rt>ていしんしゅう</rt></ruby><ruby>手術<rt>しゅじゅつ</rt></ruby>」と呼ばれることもあります。現時点では，各施設や術者の経験値，それぞれの患者さんの病状に合わせて，最も適切と考えられる方法を選択しているのが現状です。どの方法を選択するかは，それぞれの担当医と長所・短所を含めてよく相談して決めることをお勧めします。

C. 合併症

Q1 胃がんの手術後に起こりうる合併症にはどのようなものがありますか？

A 　胃がんの手術後に起こり得る合併症については次のようなものがあります。各々の患者さんにどの合併症が起こりやすいかはある程度予測できますが，個人差があるため，完全に予測することはできません。そのため，重い合併症が起こったときは，それぞれの症状を改善する治療を身体の様子をみながら慎重に進めていきます。

1）手術後，お腹の中で起こる三大合併症
①<ruby>腹腔内膿瘍<rt>ふくくうないのうよう</rt></ruby>
　お腹の中に膿の溜まり（<ruby>膿瘍<rt>のうよう</rt></ruby>）（<ruby>膿瘍<rt>のうよう</rt></ruby>）ができることです。後述する縫合不全や膵液瘻が起こった後に二次的に起こることも多く，高熱が出ます。抗菌薬による治療を行いますが，場合によっては手術の際にお腹の中に留置したドレーンという細いチューブを新しいものに交換したり，CT で膿瘍の位置を確認しながら新しいチューブを挿入したりします。稀に，再手術をして管を入れ直す場合もあります。
②<ruby>縫合不全<rt>ほうごうふぜん</rt></ruby>
　消化管を縫い合わせた部分がうまく治らないことにより，消化管の内容物がもれてしまう状態のことを指します。縫合不全の多くは，食道と小腸を縫い合わせた部分に起こります。ほとんどの場合，絶食で自然に治りますが 2〜3 週間かか

ります。栄養を補給したり，縫合部の安静を保ったりする目的で一時的に鼻から
管を入れておく場合もあります。術後すぐに発症して腹膜炎がおきた場合には，
再手術が必要になることもあります。

③膵液瘻

膵臓周囲のリンパ節を切除する時に膵臓にダメージが加わり，膵臓で作られる
消化酵素を含んだ分泌液である膵液が，術後，腹腔内にもれる状態のことです。
ドレーンからの排液の性状や酵素濃度を検査することで分かります。膵液は消化
酵素ですので，さまざまなものを溶かしてしまう作用があります。活性化された
膵液が消化管に穴を開けたり（穿孔），血管壁を溶かしお腹の中で大出血が起こる
ことがあります。軽い場合は自然に治りますが，腹腔内膿瘍と同様の治療が必要
となる場合があります。お腹の中から膵液をきれいに洗い流すために生理的食塩
水で持続的な洗浄を行う場合があります。出血が起きた場合は，血管内カテーテ
ルを用いて止血する場合があります。

2）術後にお腹以外の場所で起こる合併症

①術後肺炎

手術創の痛みのために大きな呼吸ができない場合に起こりやすく，高齢の方や
手術前から呼吸機能の悪い方，喫煙されている方は注意が必要です。術前から呼
吸訓練を行うこと，手術後早い時期から体を動かすことが効果的であるといわれ
ています。術後肺炎に対しては，抗菌薬による治療を行いますが，重症な場合は
人工呼吸器が必要となることもあります。

②肺動脈血栓塞栓症

下肢の静脈にできた血液の固まり（血栓）が，肺の血管につまってしまうことで
す。長時間飛行機に乗ったときに起こる「エコノミークラス症候群」と同じです。
肺動脈血栓塞栓症の多くは，手術後初めて起立歩行したときに急激な呼吸困難症
状という形で発症します。予防法として，手術中に器械による下肢（下半身）の
マッサージを行い，血液の流れを良くします。また，血液を固まりにくくする薬
を，手術後に注射することもあります。

③全身合併症

そのほか，手術による体へのストレスが誘因となって，**脳梗塞**，**狭心症**や**心筋
梗塞**，**不整脈**などが起こることがあります。

3）その他の合併症

①手術創の感染

手術でできたきず（創）が感染を起こすことです。手術創が赤く腫れたり，痛み

や発熱を伴ったりすることがあります。創の中にたまった膿を出す処置や，抗菌薬の投与で治ります。数日から数週間におよぶこともありますが，軽快すれば自宅で処置が可能です。

②術後腸閉塞

手術後に，腸管が不自然な折れ曲がりやねじれを生じて腸管がつまってしまう場合と，単に腸の動きが悪くなってしまう場合があります。いずれも絶食して回復するのを待ちますが，場合によっては鼻からチューブの留置が必要となったり，再手術が必要となったりすることがあります。

③術後胆嚢炎

胆嚢の胆汁を排出する機能が低下し，細菌が胆管を通って胆嚢内に感染する状態です。胃がんの手術では，リンパ節の切除によって胆嚢とつながる神経が切れてしまうこと，術後に絶食期間があることが関与しているとされています。ほとんどは抗菌薬で治りますが，重症な場合は胆嚢にたまった膿に針を刺して排出する治療（**ドレナージ**）が必要な場合があります。

④胸水

腹部と胸部は横隔膜という膜一枚で隔てられていますので，お腹の炎症が胸にも波及して水が溜まることがあります。大量に溜まり，肺を押しつぶすような場合には胸に針を刺して水を出すこともありますが，自然に吸収されることも多いです。

Q2 高齢者でも胃がんの手術は受けられるのでしょうか？

近年，胃がんの手術を受ける高齢の患者さんが増えています。現在，胃がんの手術を受けている患者さんの全国平均年齢は70歳前後です。80歳以上であっても胃がんの手術を受けている患者さんも多くなっています。一般的に手術を受けることができるかどうかは，単に年齢だけではなく，心臓，肺，肝臓，腎臓などの機能が十分であるか，日常生活における活動性や意欲が保たれているか，認知症状がないかといった患者さん側の要素と，胃がんに対してどのような大きさの手術が必要か（胃全摘が必要か胃を温存できるかなど）という腫瘍側の要素から総合的に判断します。したがって，手術を行う判断をする前には，全身状態を含めた十分な検査が必要となります。退院後は，胃を切除した後遺症で食生活が安定しなくなる可能性があります。家族や周囲の方々のサポート体制が十分整っているということも，高齢の患者さんに関しては重要な要素となってきます。また，高齢の患者さんは術後早期に**老人性せん妄**という症状をきたすこともあります。これは手術自体がストレスとなって，幻覚・妄想などにとらわれて興奮，錯乱，

活動性の低下といった情緒や気分の異常が引き起こされる精神機能の障害です。大半は数日以内で改善していきますが，精神科専門医のサポートが必要となる場合があります。

D. 後遺症・術後生活

Q1 ▶ 胃を切った後の後遺症はどのようなものがありますか？

　　手術後の後遺症には，1）手術創，2）胃切除に関連するものがあります。

1）手術創に関連した後遺症

- **手術瘢痕**（傷のあと）は消えません。瘢痕がもりあがる（**肥厚性瘢痕**）こともあります。
- 稀に，腹壁の傷が開いてお腹の中の臓器が皮膚の下に出てきてしまう（**腹壁瘢痕ヘルニア**）ことがあります。
- まれに，皮下の糸に感染し化膿する（**残糸膿瘍**）ことがあります。

2）胃切除に関連した後遺症

- **小胃・無胃症状と，食事摂取の変化**

　小胃・無胃症状とは，手術のため胃が小さくなり，あるいは無くなることによって起こる症状です。食事が少ししか入らない，すぐにお腹が一杯になるといった症状が一般的です。残った胃は大きくなりませんし，小腸は胃の代わりをすべて果たしてくれません。手術後には，それまでと全く同じように食事をとることはできません。回数を増やして少量ずつ時間をかけて食べる必要があります。時間とともにお腹は少しずつ新しい環境に順応していき，だんだん食べられるようになってくることが多いです。

- **体重減少**（Q＆A後遺症・術後生活4：71ページ参照）

　胃の手術後には，手術による影響や，食事摂取量の低下，消化吸収がうまくいかないことなどが原因となって，体重が減少します。

- **腹痛と下痢**

　胃を切除すると食物を攪拌しすりつぶすことが十分にできなくなってしまい，食物が急速に小腸に入ってしまうことがあります。また，手術の影響で迷走神経（内臓の働きを調整している神経の一つです）がうまく働かなくなってしまうことがあります。その結果，食物の消化と吸収が充分にできなくなり下痢を起こしやすくなります。また，食物が胃に入ると生理的な反射で大腸が活発に動くので，

胃を切除した患者さんでは下痢がより起こりやすくなります。さらに小腸や大腸が不自然に動いてしまうことで腹痛も起こしやすくなります。内服薬によって改善することもあるので，症状が気になる場合は主治医に相談しましょう。

・ダンピング症候群(Q & A 後遺症・術後生活 2：70 ページ参照)

　ダンピングとは，"墜落"という意味です。飲み込んだ食物が，「小腸に墜落する」＝「急速に小腸に入ってしまう」ことで起こる様々な症状を，「ダンピング症状」といいます。幽門を切除した手術で起こります。食事のとり方がうまくいかないと，ダンピング症状を認めることがあります。食後 30 分くらいにおきる早期ダンピングと食後 2～3 時間位の後期ダンピングがあります。

・吻合部狭窄

　胃や食道と小腸などの吻合部が狭くなり，食物のつかえ感などの狭窄症状をきたすこともあります。内視鏡を使ったバルーンによる拡張術が有効です。

・貧血

　幽門側胃切除や胃全摘術後に起こります。胃切除による鉄やビタミンB12の吸収低下により貧血となることがあり，鉄剤の内服やビタミンB12の補充が必要となる場合があります。

・骨粗しょう症

　胃の手術をすると，カルシウムの吸収が悪くなります。そのため骨が弱くなり骨折したりしやすくなります。必要に応じてカルシウムやビタミンＤの投与を考慮します。普段からカルシウムの補給に気を配りましょう。

・逆流性食道炎

　胃手術後には苦い液(腸液)や酸っぱい液(胃液)が喉の方へ逆流しやすくなり，胸やけなどの症状を出すことがあります。この場合，上半身を 20 度くらい高くして寝るとよいのですが，病状に応じて粘膜保護剤，制酸剤，酵素阻害剤(有害な酵素作用を止める薬)などの薬剤投与を行うことがあります。

・胆石症

　胆嚢は肝臓でできる胆汁という消化液をためて濃縮する臓器で，脂肪の消化・吸収を助ける働きがあります。胃の手術後には，胆嚢の動きが悪くなり，胆嚢炎や胆石症が起こりやすくなります。場合によっては手術を要することもあります。

Q2 ダンピング症状について詳しく教えてください。

A　ダンピングとは，"墜落"という意味です。飲み込んだ食物が，「小腸に墜落する」＝「急速に小腸に入ってしまう」ことで起こる様々な症状を，「**ダンピング症状**」といいます。幽門を切除した場合に起こることがあります。食後30分くらいにおきる**早期ダンピング**と食後2〜3時間くらいにおきる**後期ダンピング**があります。

　早期ダンピングの症状は，**動悸や頻脈，顔面紅潮**（顔のほてり），**全身倦怠感**などです。症状が出たとしても，通常は30分以内に治まることがほとんどなので，特に治療は必要ありません。症状が強い場合は食事を休むことも有効です。早期ダンピングは，摂取した食物が急速に小腸に流れてしまうことで起こります。小腸内の浸透圧が高まって血液中の水分が小腸内に移動し脱水になること，小腸から特殊な血管作動物質などが分泌されることが原因です。早期ダンピングを予防するためには，一回に食べる量を減らすこと，時間をかけて少しずつ食べることが重要です。

　後期ダンピングの症状には，**脱力，倦怠感，めまい，眠気，集中力や意識の低下，頭痛**などの低血糖による中枢神経症状と，**冷や汗，動悸，手や指のふるえ，頻脈**などの血糖を上げるために活発に働く交感神経症状があります。ひどくなると意識を失って倒れてしまうこともあります。何よりも大切なことは，食後2〜3時間で起こりうることを理解しておくこと，最初に症状が出たときにぶどう糖，飴玉や氷砂糖，甘いジュースをすぐにとることです。血糖値が上がることで，症状はすぐに良くなります。

　後期ダンピングは，ごはんや麺類，パン，甘いジュースなどの炭水化物を一度に過量に摂取することで起こります。摂取した炭水化物が急速に小腸に流れ込み，血中に吸収されると，食後30分程度で血糖値が急上昇します。すると，小腸から分泌されるホルモンと高血糖により，血糖を下げるインスリンが大量に分泌されます。その結果，過剰なインスリンにより血糖が下がりすぎてしまい，食後2〜3時間後に低血糖となります。血糖は，脳を働かせるための主要なエネルギー源です。そのため，低血糖による中枢神経症状が起こります。また，低血糖になると，体の危機的な防衛反応として，血糖を上げるためのホルモンが分泌され，交感神経が活発になります。後期ダンピングを起こさないためには，炭水化物を一度に過量に摂取しないことが重要です。

Q3 ▶ 切除した胃は時間が経つともとの大きさに戻るのでしょうか?

A 　胃を切除しても伸びてもとの大きさに戻ると思われている患者さんは少なくありませんが,胃は時間が経ってももとの大きさに戻ることはありません。そのため手術後は生涯,小さくなった胃と付き合っていく必要があります。1日あたりの栄養摂取量を維持しつつ,食事回数を増やして1回の食事量を減らす「**分割食**」が有効です。適切な1回の食事量は,残った胃の大きさや蠕動能(胃の収縮運動をする力),術式や再建方法など様々な影響を受けるため患者さんによって異なります。手術後は焦らず自分にとっての適切な食事量を見つけるようにしましょう。また,よく噛み,ゆっくりと時間をかけて食べることも大切です。特に,手術前から早食いや大食いの習慣がある患者さんは,時間が経つにつれてもとの習慣が表れやすいため注意しましょう。

Q4 ▶ 手術を受けるとどれくらい体重が落ちるのでしょうか? また体重はしばらくすると,もとに戻るのでしょうか?

A 　手術による影響や,食事摂取量の低下,消化吸収がうまくいかないことなどが原因となって,胃がんの術後には胃を残す手術を受けた患者さんで平均5〜10%程度,胃をすべて切除された患者さんで10〜20%程度,体重が減少します。体重減少のピークは個人差がありますが,術後3〜6カ月くらいです。その後,体重は下げ止まります。胃を残す手術を受けた患者さんでは,食事のリハビリがうまくいっていればわずかな体重減少にとどまり,その後に体重が増えていくこともあります。もとの体重まで戻ることもあります。一方,胃を切ったあとの体には個人差があります。体重をもとに戻そうとして,無理に食べる必要はありません。切除したあとの体と,うまく折り合いをつけながら,バランスよく無理なく食べていくことが大事です。手術後には専門の栄養士による指導を受けることもできます。

Q5 ▶ 食事以外に胃の手術後の生活で気を付けることを教えてください。

A ・**運動**
　まずは無理のないように散歩など軽い運動から始めることが勧められます。体調を見ながら少しずつ歩く距離を増やすとよいでしょう。夏の暑い時期には水分を少しずつ補給して脱水にならないようにすることも重要です。また胃の手術後は体重が減少します。それだけでも立ち眩みなどが起きやすくなるので注意が必

要です。胃の手術では傷の大きさに関わらず，手術時には腹筋の筋膜を閉鎖しています。術後お腹に力を入れすぎたり，いきんだり，重いものを持ったりすると，お腹の中に圧がかかってこの部分が外れて脱腸になる可能性があります（**腹壁瘢痕ヘルニア**）。術後 2 カ月くらいは注意が必要です。

・**運転**

　胃がんの術後でも自転車や自動車の運転はできますが，体調が十分に回復してから再開することをお勧めします。特に後期ダンピング症状として食後 2〜3 時間で発生する低血糖発作が運転中に生じると危険です。このようなことがないことを確認してから，誰かに同伴してもらった状態で再開することをお勧めします。心配な場合は，自動車の運転の際に糖分を含んだ飲み物や飴などを持参するとよいでしょう。

・**旅行**

　食事が安定してしまえば旅行は特に問題なく行えます。胃がんの術後に海外旅行を楽しんでいる患者さんもいらっしゃいます。ただし現地の食事が合わない可能性もあるので，予備の携帯食を持参するとよいかも知れません。

　このように仕事も含めて通常の生活への復帰はほぼ可能ですが，その時期は術式などによっても異なりますし，個人差もあります。一般的には体力が回復してきたと感じる時期は早くて 2〜3 カ月以降と考えられますので，無理をせず徐々に生活を戻していくことが重要です。

E. 再発

Q1 手術で取りきれたといわれましたが再発をきたしました。もう一度手術で切除できないのでしょうか？

A　再発は，胃がんの手術の際には体のどこかに潜んでいてわからなかったがん細胞（**微小転移**）が大きく育ち，画像などで分かるようになった現象と考えられています（図 15）。再発は体のどこにでも起こり得ます。手術で胃を取り去った場所の近くに再発する場合を局所再発，胃があった場所から離れた別の場所にがんが出てくる場合を遠隔転移再発といいます。胃がんの術後に最も多い再発形式は遠隔転移の一つである腹膜再発です（お腹の中を部屋と仮定すると，壁や床にがん細胞が再発してくる形式です）。

　つまり，再発をきたした際には画像で見えているもの以外にも，体のどこかにがん細胞が潜んでいる可能性が高いと考えられます。画像で見えている再発部位だけを再度手術で切除できたとしても，他の部位で潜んでいる微小転移はそのま

まになってしまいます。このような考え方から，手術後の再発が見つかった場合は薬物治療など，全身に行き渡る治療を考慮する場合がほとんどです。薬物治療の反応を見たのちに，肝転移なら少数にとどまっている，局所再発なら手術で安全に切除しやすい場所にある，と判断された場合は，手術による切除も選択肢となります。ただし腹膜再発の場合はお腹の中で広く複数個所にわたって広がっている場合が多いため，手術の適応となることは非常に稀です。

⑤薬物療法

A. 補助化学療法

Q1 補助化学療法ってなんですか？　どういう人が対象になりますか？手術だけではだめでしょうか？　治療としてはどれくらいの期間続けるのでしょうか？

●術後補助化学療法とはなんですか？

　胃がんの手術後にできるだけ再発を防ぐことを目的として補助的な位置づけで行う薬物療法になります。補助化学療法の目的は，手術単独でも治癒の可能性がある患者さんに対して，手術で切除できないところに広がっている可能性のあるCTなどの画像検査では見えないようながん細胞を薬物療法によって消滅させることです。

●どのような人が対象になりますか？　方法や治療期間は？

　治療が推奨されるのはステージⅡまたはⅢの患者さんになります。いずれにしても手術後に全身状態や臓器の働きが保たれている患者さんが対象となり，術後4～8週に治療が開始されます。方法としてはS-1（エスワン）を1年間，S-1とドセタキセルの併用で1年間，カペシタビンまたはS-1とオキサリプラチンの併用で6カ月間の薬物療法を，ステージや全身状態を考慮して選択します。

●治療のメリットとデメリットは？

　術後補助化学療法には次のようなメリットが挙げられます。

・検査や目では見えないような小さな転移に効果を発揮し再発をおさえるため根治する確率が高まります。

　一方で，次のようなデメリットも考えられます。

・手術だけでも治癒する患者さんにとっては，副作用を伴う薬物療法は過剰な治

療となります。

・薬物療法を受けても再発する場合があります。

●手術だけではだめですか？

　現時点では，その患者さんが将来に再発の可能性があるかどうかについて詳しく調べる検査法はありません，ステージⅡ，Ⅲの場合，手術単独では30％近くの患者さんが再発しますが，例えばS-1による術後補助化学療法を1年間行うことで10％程度の治癒率の向上が得られることが分かっています。再発すると治癒することは極めて難しいため，医療者としては全員の患者さんに術後補助化学療法を受けてもらいたいと考えており，医師用の胃癌治療ガイドラインでも行うことが推奨されています。術後補助化学療法を受けるかどうかは，医療者とよく相談して患者さんに決めていただくことになります。また，複数の薬剤の選択肢があり，個々の患者さんの状況に応じて選択することができます。

B. 進行再発症例に対してのがん薬物療法

Q1 薬物療法にはどんな種類がありますか？

A　遠隔転移を有する，すなわちがんが手術で取れる範囲を超えて広がっている場合に薬物療法が適応となります。薬物は全身に行き渡りますので，局所のがんに対してだけでなく，転移したがんにも有効です。殺細胞性の抗がん剤に加え，分子標的薬や免疫チェックポイント阻害剤など様々な種類の薬物の登場により，従来の「化学療法」や「抗がん剤治療」という呼び方より「**薬物療法**」という幅広い呼び方のほうがよりふさわしいと日本胃癌学会は考えています。

　薬物療法の主体は，殺細胞性の**抗がん剤**です（図36）。胃がんに対しては，**一次治療**として，**フッ化ピリミジン**（S-1やカペシタビン，5-FU）に**プラチナ系抗がん剤**（オキサリプラチン，シスプラチン）を加えた**併用療法**が標準的です。**二次治療**としては**タキサン系抗がん剤**が主体です。この中でも**パクリタキセル**が標準的に用いられ，さらにこれを使用しやすくした**ナブ-パクリタキセル**も用いられます。それ以外に**トリフルリジン/チピラシル**（FTD/TPI），**イリノテカン**も胃がんに対して使用されます。

　殺細胞性抗がん剤と異なり**分子標的薬**はがんがもつ特徴を狙い撃ちにする薬剤です。胃がんで用いられているものには，**血管新生阻害剤**（抗VEGFR2抗体）である**ラムシルマブ**があり，これは**パクリタキセル**と組み合わせて二次治療で標準的に用いられます。**HER2**は細胞表面に発現しているタンパク質ですが，胃がん

図 36　胃がん薬物療法で使用可能な薬剤

殺細胞性抗がん剤

| フッ化ピリミジン | 5-FU
S-1 ✅
カペシタビン ✅ |

| | イリノテカン |
| | トリフルリジン・
チピラシル塩酸塩 ✅ |

| プラチナ | シスプラチン
オキサリプラチン |

| タキサン | パクリタキセル
ナブ-パクリタキセル
ドセタキセル |

分子標的薬
抗HER2抗体

トラスツズマブ

抗VEGFR2抗体

ラムシルマブ

免疫チェック
ポイント阻害剤

ニボルマブ

ペムブロリズマブ

抗体薬物複合体

トラスツズマブ デルクステカン

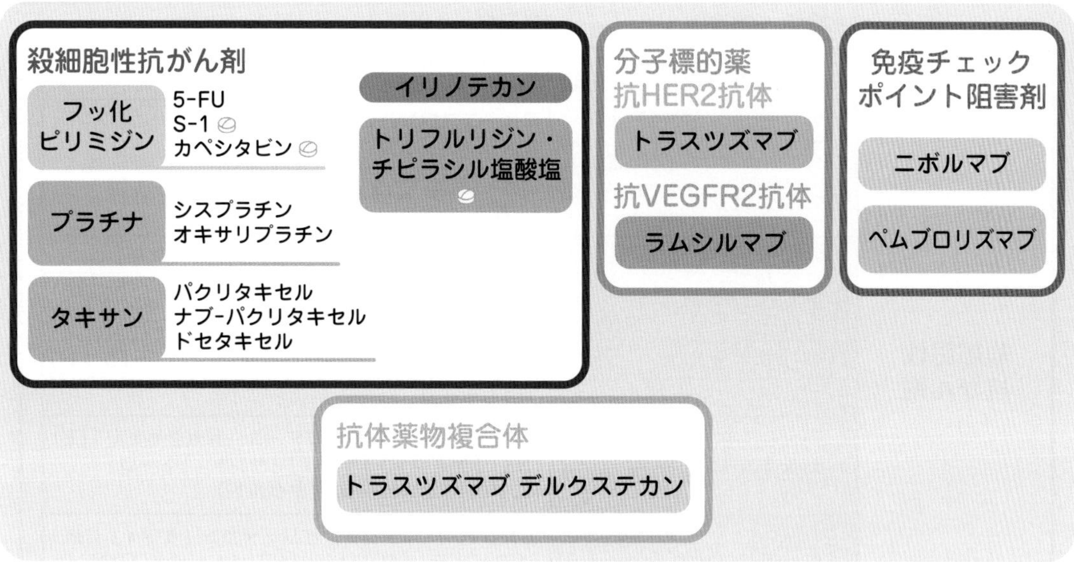

の 15～20％にそのタンパクが過剰に発現している一群があり，その患者さんに対しては HER2 を標的にした抗体製剤である**トラスツズマブ**が一次治療から使用可能です。また**トラスツズマブ デルクステカン**が**三次治療（さんじちりょう）**として使用可能です。これはトラスツズマブと同じ抗 HER2 抗体にデルクステカンという殺細胞性抗がん剤を組み合わせた**免疫薬物複合体（めんえきやくぶつふくごうたい）**という新しい薬剤です。

　近年，**免疫（めんえき）チェックポイント阻害剤（そがいざい）**ががんに対して有効であることが示されて以降，新たな薬物療法開発の中心的な役割を担うようになってきました。HER2 陰性胃がんに対してはオキサリプラチン併用の化学療法とともに，また**三次治療**としてすべての胃がんに対して**ニボルマブ**が使用可能です。また胃がんの 5％未満と希少な存在ながら免疫チェックポイント阻害剤の効果が高いことがわかっている MSI-High という特徴をもつがんに対しては二次治療として**ペムブロリズマブ**が使用可能です。

コラム

薬剤の名称について

　薬剤には，「一般名」と「商品名」という 2 種類の名前があります。一般名は薬の主たる有効成分の名前であり，ひとつしかありません。一方，商品名は製薬会社がつけた名前であり，違う製薬会社であれば同じ主成分の商品であっても名前が違います。本ガイドラインの本文では薬剤は一般名を用いています。表 2 に胃がん薬物療法で使用可能な薬剤の商品名（2022 年 9 月現在）を記します。

表2　胃がん薬物療法で使用可能な薬剤の名称（2022年9月現在）

一般名（略称）		商品名
殺細胞性抗がん剤	フルオロウラシル（5-FU）	5-FU・フルオロウラシル「トーワ」
	テガフール・ギメラシル・オテラシルカリウム（S-1）	ティーエスワン，エスエーワン，エヌケーエスワン，エスワンタイホウ，EEエスワン
	カペシタビン	ゼローダ，カペシタビン「サワイ」「ヤクルト」「トーワ」「日医工」「JG」
	シスプラチン	ランダ，シスプラチン「日医工」「ファイザー」
	オキサリプラチン	エルプラット，オキサリプラチン「トーワ」「DSEP」「NK」「サワイ」「ケミファ」
	パクリタキセル	タキソール，パクリタキセル「NK」「サワイ」「サンド」
	ナブ-パクリタキセル	アブラキサン
	ドセタキセル	タキソテール，ワンタキソテール，ドセタキセル「EE」「NK」「ケミファ」「サワイ」「サンド」「トーワ」「ニプロ」「ホスピーラ」「ヤクルト」
	イリノテカン	カンプト，トポテシン，イリノテカン「サワイ」「NK」「ホスピーラ」「タイヨー」「NP」「トーワ」「日医工」「ハンルイ」「SUN」
	トリフルリジン・チピラシル塩酸塩	ロンサーフ
分子標的薬	トラスツズマブ	ハーセプチン，トラスツズマブBS「CTH」「NK」「第一三共」「ファイザー」
	ラムシルマブ	サイラムザ
免疫チェックポイント阻害剤	ニボルマブ	オプジーボ
	ペムブロリズマブ	キイトルーダ
抗体薬物複合体	トラスツズマブ デルクステカン	エンハーツ

Q2　どのように薬物療法を決めているのでしょうか？

　　薬物療法の決め方には様々な要素があります。ひとくくりに胃がん，といっても患者さんそれぞれに病態や体の状態が異なるため，それぞれに応じた最適な薬物療法を選択する必要があります。

　　胃がんで保険承認されている薬剤は様々にあります。それらを組み合わせたものは**レジメン**と呼ばれます。このレジメンのうち，有効性・安全性について最も科学的根拠がある治療を標準治療（コラム：標準治療 47 ページ参照）と呼び，一番目に行ったほうがよいもの，二番目に行ったほうがよいもの，というように治

療の順番が科学的根拠のあるガイドラインによって推奨されています。しかしこれらのレジメンが全ての患者さんに最適であるわけではなく，病期（**ステージ**），がんの持つ分子生物学的特徴（**バイオマーカー**），併存疾患の有無，年齢，肝臓，腎臓，心臓などの臓器機能などが考慮されます。薬物療法を実施する上で全く懸念がないと判断できる場合には標準治療を行うことが推奨されますし，たとえば高齢であったり併存疾患のため臓器機能の低下があったり，病勢の進行のため標準治療の実施に安全性の点から懸念がある場合は，減量したり代替的なレジメンを行う場合があります。

　薬物療法を受けられる際には，主治医の先生からなぜそのレジメン選択となっているかについて説明を受け，十分理解して治療に臨まれることをお勧めします。

Q3 HER2，CPS，MSI ってなんですか？

　現在，胃がんは，がんが持つ特徴によって，予後や特定の薬剤に対する治療反応性が異なることが明らかとなってきました。がんの特徴はがん表面に発現しているタンパク質やがんが持つ特有の遺伝子の変化によって捉えられており，こうした特徴を「**バイオマーカー**」と呼んでいます。現在，胃がんに対する薬物療法を行う際に一般的に用いられているバイオマーカーとして「HER2」「CPS」「MSI」があり，これらのバイオマーカーに基づく治療選択がなされます。一方，こうした特徴を持たない場合には標準的な治療を行います。

　「HER2」は細胞の表面に発現しているタンパク質であり，胃がんの 15〜20％にそのタンパク質の過剰発現が認められます。過剰発現の原因は HER2 遺伝子の増幅（amplification）であると考えられています。HER2 が過剰に発現しているかどうかは，まず病理組織の**免疫染色***で 4 段階に分類され（0，1＋，2＋，3＋），最も発現が強い場合（3＋）に「HER2 陽性」と定義されます。中程度の発現の場合は FISH 検査**が追加となり，遺伝子の増幅が確認されれば「HER2 陽性」となります。「HER2 陽性」胃がんの患者さんには「HER2 陽性」胃がんに対する標準的な薬物療法が選択されます（図 37）。

　「HER2 陰性」胃がんに対しては一次治療から**免疫チェックポイント阻害剤**である**ニボルマブ**が使用可能です。腫瘍とその周囲に発現している PD-L1 というタンパク質が高いほど免疫チェックポイント阻害剤の治療効果が高いことが示されており，治療法選択における非常に重要な情報です。胃がんで用いられる PD-L1 タンパク質発現のスコア（数値）として「CPS」があります。「CPS」は一次治療からニボルマブの使用を検討する際に調べるバイオマーカーです。ニボルマブはこれまでの標準的な薬物療法への上乗せ効果が証明されていますが，特にその効果

図 37 免疫染色と FISH

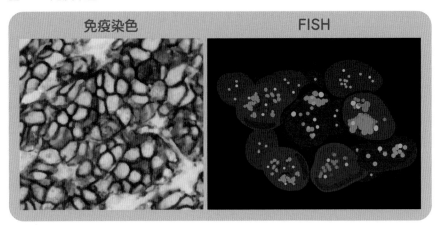

免疫染色 | FISH

が大きかったのが「CPS」が5以上の患者さんでした。したがって「CPS」5以上の患者さんに対しては，一次治療からニボルマブを積極的に使用する根拠になると考えられます。

「MSⅠ」もがんが持つ特徴の一つで，**マイクロサテライト不安定性**の略です。切除不能進行再発胃がんのおよそ5％に，このマイクロサテライト不安定性が高い(**MSI-High**)患者さんが存在しています。MSI-High に対しては免疫チェックポイント阻害剤が有効であることががん腫を超えて証明されています。MSI-High 胃がんでは一次治療で免疫チェックポイント阻害剤を使用しなかった場合は二次治療として**ペムブロリズマブ**が使用可能です。

*免疫染色
　組織切片上で特定のタンパク質(抗原)に結びつく抗体を見えるようにして，特定のタンパク質のみを検出する検査方法です。
**FISH(fluorescence in situ hybridization：蛍光インサイチュハイブリダイゼーション)検査
　組織切片上で特定の核酸(ここでは DNA)に結びつく蛍光体を標識させ，遺伝子増幅があることを細胞レベルで明らかにする検査方法です。

Q4 肝臓に転移がありますが，肝臓がんの治療をしなくてよいのでしょうか？

がんの薬物療法はそのがんの**発生母地**(発生したもとの場所)となった臓器に基づいて治療選択が行われます。つまり「胃粘膜」から発生するがんである「胃がん」に対しては「胃がん」の薬物療法が行われますし，たとえば「肝細胞」から発生する「肝細胞がん」に対してはまた別の治療が行われます。

がんは進行すると，もとの臓器を離れて他の臓器へと広がっていき，その先で
さらに増殖していきます。これを「(遠隔)転移」と呼びます。胃粘膜から発生し
た「胃がん」細胞が血流に乗って肝臓へと転移した「胃がんの肝転移」の場合，
そこにある腫瘍は肝細胞から発生した「肝細胞がん」ではなく「胃がん」が肝臓
に存在しているのです。このように「肝細胞がん」と「胃がんの肝転移」では発
生母地はまったく異なる別の腫瘍ということになります。腫瘍の種類が異なりま
すので「肝細胞がん」に対する薬物療法と「胃がん」に対する薬物療法は全く別
のものになります。すなわち「胃がんの肝転移」に対しては，その発生母地であ
る胃がんの薬物療法が行われます。

　これは肝転移に限ったことではなく，リンパ節転移や肺転移などすべてに該当
します。遠隔転移があるということは，たとえ目には見えなくても全身にがんが
広がっている可能性がある病態と考えることができます。したがって，体の隅々
まで治療を行うことのできる薬物療法が選択されるのです。

Q5 薬物療法ではどのような副作用が起こりますか？　それを和らげる方法はありますか？

　まず，副作用には大きく分けて，自覚症状があるものと，自覚症状がなく検査
をしないとわからないものがあります（図38）。前者はよく知られている一般的
な副作用で，例えば**食欲低下**，**吐き気**，**便秘**，**下痢**などの消化器症状や，**身体の
疲れやすさ**，**皮膚の症状**，**脱毛**などが挙げられます。これらは薬物療法の内容に
よって症状の重さや頻度が異なってきます。検査をしないとわからないものとし
ては，**血液検査での異常**があります。例えば，白血球や赤血球が下がったり，肝
臓や腎臓の機能が悪くなることです。多くの場合，体調の悪化に先立って血液検
査の数値が悪化するため，薬物療法を行う際に血液検査を何度も実施するのはこ
のためです。

　また，最近では**免疫チェックポイント阻害剤**が利用されることになり，従来の
抗がん剤とは異なる副作用が起こります。免疫チェックポイント阻害剤は身体の
中のリンパ球をはじめとした自分自身の免疫細胞を利用してがん細胞を攻撃する
ため，患者さんによっては免疫細胞が過剰に活性化してしまい，稀に正常な細胞
まで攻撃してしまうこともあり，慎重に観察する必要があります。

　薬物療法を行うにあたり，医師はこれらの副作用をチェックして，患者さんに
応じた薬剤の量や投与スケジュールを練り直していくことになります。また，副
作用の対策は**支持療法**と呼ばれ，段階があります。その薬物療法を行う時に，①
最初から予防的に使うもの，②副作用に応じて使うもの，の順になっています。

図 38　がん薬物療法に伴う副作用の経過と頻度

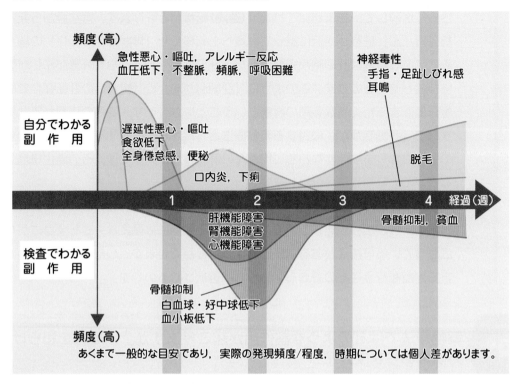

（国立がん研究センターがん情報サービス「化学療法全般について」https://ganjoho.jp/public/dia_tre/treatment/drug_therapy/dt02.html より引用）

①については多くの患者さんで副作用が出ることが分かっているためです。また，②についてはいくつか選択肢があるので，我慢しないで質問することで，各自に適した対処が可能になります。

　副作用が出た時に大切なことは，起こった症状を我慢しすぎないこと，症状をきちんとメモするなどして，次の受診の時に医師や看護師に相談することです。その症状の内容を見て，薬物療法の内容の調整や，支持療法の工夫を行ってもらうのが，薬物療法とつきあっていく上手な方法だと思います。

Q6　これから薬物療法を始めることになりましたが，日常生活や仕事は続けていけますか？

薬物療法の開始前には医師，看護師や薬剤師などから説明を受け，治療のスケジュールや副作用だけでなく，医療費や家族・仕事の関わりなど，心配することが数多くあるかと思います。胃がん薬物療法のほとんどは外来での通院治療になるため，自宅での体調の自己管理が重要になります。

副作用は**急性期**と**慢性期**に分けられます。急性期の副作用は**食欲不振**や**下痢**，**白血球減少**など，投与後に一時的に悪化するものの，次のサイクル（コース）に切り替わる頃に落ち着くものです。慢性期の副作用は**手足のしびれ**や**脱毛**などで，同じ薬剤を使っている期間は継続的に生じ，うまく付き合っていく必要があるものです。また，身体の疲れやすさや皮膚障害など，急性期と慢性期の両者の要素をもつ副作用もあります。これらの副作用は投与後すぐに現れるものや，1〜2週後や1カ月ぐらい経った後で現れるものがあります。そのため，投与して1〜2カ月ぐらいまでの期間は体調の変動が予想され，日常生活の制限も必要になる可能性があります。逆に，心配したほど副作用がつらくない場合もあります。このため，体調が悪くなっても対応できるよう，日常生活で予定を入れすぎないことが勧められます。また，仕事をする場合でも仕事内容の変更や休暇が取りやすいように，職場の方と事前に相談をしておくのがよいと思います。

ある程度の期間が経つと，その薬物療法の副作用のパターンが分かってきますので，それに応じた生活や仕事の工夫をされるのがよいと思います。医療者としては患者さんが薬物療法を行っていても今まで通りの生活や仕事をなるべく続けてほしいと願っており，実際に治療をしながら仕事を続けている方も多くいらっしゃいます。

医療費，または休職・復職などにあたり必要な手続きを知りたい場合には，医師や看護師だけでなく，病院の**がん相談支援センター**などとも相談してみてください。また，職場を含めた周囲の人と，これからの新しい働き方について相談することが大切です。

Q7 ▶ 薬物療法が予定通りにできません。どうしたらよいでしょうか？

予定通りに治療ができない場合の多くは，副作用によるものかと思います。基本的には治療を延期したのちに副作用の回復を待って，抗がん剤の投与量を減らしたり，治療の間隔を空けることで対処します。投与量を減らすと効果が下がると心配されるかもしれません。しかし，副作用がある中で無理に投与を続けるとさらに症状が悪化したり，回復までに時間が必要となったりして逆効果になります。すべての治療は患者さんの安全性を優先して初めて成り立つものなのです。

本来は患者さんに応じて副作用を予測した上で事前に対応できるのが望ましいのですが，現代の医学でも難しいことがまだまだ多い状況です。また，想定外の副作用が発現することもあります。患者さんそれぞれの状況に合わせて調整することは大切な対処であることをご理解ください。

胃がんが進行すると，さまざまな臓器，部位に転移を起こしますが，**腹膜転移**（腹膜播種）はもっとも転移を起こしやすい臓器の一つです。腹膜転移が起こると，腸の機能（**消化吸収機能**など）が低下しやすくなります。その結果，お腹が張ったり（**腹部膨満**），お通じが出にくくなったり（**排便障害**），食事量が減ったり（**経口摂取不良**）します。腸の通過障害がさらに進行すると，ガスや便が溜まり，**腸閉塞**に近い状態，そして完全な腸閉塞になったりすることもあります。また，腸の外側の腹腔内に腹水が溜まったりして，腹部膨満をきたすこともあります。

このように，腹膜転移はさまざまな厄介な症状を呈するので，それを制御・コントロールすることは，症状を和らげて，日常生活を維持するためにも必要なことです（Ｑ＆Ａ支持療法・緩和医療２：88 ページ参照）。**腹腔内化学療法**は，腹膜に広がったがんの縮小を図ることで，上述したような症状緩和と病気の進行を抑えて延命を期待する治療の一つといえます。ただし，以下に記述した通り，臨床試験の結果から，その有用性は明らかになってはおりません。

腹膜転移のある切除不能胃がんに対して，腹腔内化学療法と全身化学療法を組み合わせた治療と，全身化学療法を比較する臨床試験が日本で行われました。その結果，腹腔内化学療法と全身化学療法を組み合わせた治療群は比較的良好な成績が認められたものの，全身化学療法単独群の成績を明らかに上回るものではありませんでした。このことから，腹腔内化学療法は，現時点では標準治療（コラム：標準治療 47 ページ参照）ではありません。腹膜転移のある胃がんにおいて，**全身化学療法**を行うことが標準治療となります。

腹腔内温熱化学療法（HIPEC） は，切除できるがんの一部を切除して（**減量手術**），抗がん剤入り溶液を 41〜43℃に加温した状態で腹腔内に投与し，一定時間その状態を維持してより効率的な薬剤の浸達を促進させ，治療効果を上げようとする治療法です。HIPEC は一部のがん（卵巣がん）で臨床試験の結果，有効な成績が報告されていますが，胃がんでは有効性は証明されていません。その手技，術後合併症，有効性など解決しなくてはならない問題は多岐にわたり，日本で実施している施設は限られているのが現状であり，少なくとも胃がんにおいては標準的治療ではありません。

Q9 ▶ CT検査はどのぐらいの間隔で受けた方がよいのでしょうか？

A 　進行再発胃がんの薬物療法の目的は病状のコントロールであり，治療の継続判断のために **CT検査**（シーティーけんさ）を行います。がんが縮小，あるいは現状維持の範囲であれば同じ治療を継続しますし，悪化傾向であれば治療内容の変更をいつ行うかを検討する必要があります。

　最適なCT検査のタイミングを検討した研究は少ないのですが，多くの臨床試験ではCT検査の間隔は8週間程度であり，短いものだと6週間程度と設定されています。前述したように，がんの評価はCT検査以外にも身体の症状や血液検査などを総合して判断しているため，必要があればCT検査を臨時で行って病状の確認をすることがあります。逆に，病状が安定している場合はもう少し間隔を空けてCT検査を行うことがあります。そのため医師用の胃癌治療ガイドラインでは原則として2〜3カ月毎に判定することとしています。

　まとめますと，不定期にCT検査を行うのではなくて，ある程度定期的にCT検査を受け，必要時に臨時にCT検査を行ってもらうように医師と相談することが大切です。

Q10 腫瘍マーカーが気になって仕方がありません。どう考えたらよいでしょうか？

A 　医師はあなたのがんに対して，主に3つの視点で治療効果を判断しています。①身体の症状の変化，②CTやレントゲンなどの画像検査，③腫瘍マーカーなどの血液検査です。この中で最も大切なことは症状の変化です。医師は，CTや腫瘍マーカーそのものを治しているのではなくて，患者さんの身体を良くするために治療を行っているのです。時には腫瘍マーカーががんの病状と一致していない場合もみられます。

　患者さんは腫瘍マーカーという数値に一喜一憂してしまうことが少なくありません。患者さん自身で薬物療法が有効なのかどうかの判断をするのは大変難しく，検査値というわかりやすい数字が気になってしまうことは当然のことです。しかし，先ほど述べたように，3つの要素を総合的に判断して治療の継続や変更を医師と相談していくことがよいと思います。

Q11 薬物療法を変更した方がよいと言われました。なぜでしょうか？

A　薬物療法を変更する理由は大きく2つ上げられます。一つは，現在の治療の効果がなくなってきており，がんが大きくなってきている場合です。もう一つは，副作用が予想より大きく，患者さんの身体の負担になっている場合です。

多くの場合，がんが大きくなって現在の治療を中止し，変更するケースがほとんどです。この場合，現在の治療を継続してもがんの悪化は避けられず，有効な治療がある場合は，治療を変更した方が薬物療法の継続という点からも望ましいと考えられています。

また，副作用が大きい場合，【Q7 薬物療法が予定通りにできません。どうしたらよいでしょうか？】で述べたように，薬物療法の投与量を減らしたり投与間隔を空けたりすることで対応しますが，副作用のコントロールが難しい場合，現在の治療を無理して続けるよりも新しい治療に切り替えることも時には重要になります。

いずれにしても薬物療法の変更は医師にとっても重要な判断となるため，患者さんは医師とよく相談して治療を変更するかどうか決めることが望ましいと考えます。

Q12 がんゲノム医療，がん遺伝子パネル検査ってなんですか？

A　がんは様々な要因により生じた遺伝子の変化(変異)が原因で起こる病気です。その遺伝子の変異は患者さん一人ひとりで異なります。がんの発症に関連した数十～数百種類の遺伝子を網羅的に調べ，患者さんの治療や診断に役立てる医療を「がんゲノム医療」といい，それに用いる検査を「**がん遺伝子パネル検査**」と呼びます。

がん遺伝子パネル検査はがんの組織や血液を用いて検査します。現時点では保険診療での検査は標準治療(コラム：標準治療 47 ページ参照)がない，または終了(予定も含む)したなどの条件を満たす場合に行われます。**がんゲノム医療中核拠点病院，拠点病院，連携病院**＊で受けることができます。保険診療で検査を行った場合は，がん診療中核拠点病院や拠点病院において行われる**エキスパートパネル**という専門家の集まる会議にて，患者さんに適した治療があるかどうかが検討されます。その結果は担当医から患者さんに説明され，治療を選んでいくことになります。

効果が期待されるがん遺伝子異常がみつかり，保険適用での適した薬剤がある場合には，治療の選択肢が増えることになります。また，治験や臨床試験で適し

84

た薬剤がないかも検討します。また未承認の薬剤を使えるように受け皿試験なども準備されていますが，それでも現在，効果が期待される薬物療法が見つかる患者さんの割合は10％程度です。一方で，治験や臨床試験に参加したとしても効果については個々の患者さんによって異なりますので，治療の実施については担当医とよく相談することが必要です。

*がんゲノム医療中核拠点病院，拠点病院，連携病院
　全国どこにいても「質の高いがんゲノム医療」を提供できる体制を構築するための「がんゲノム医療を提供する医療機関」の「拠点」として▼がんゲノム医療中核拠点病院（12カ所）と▼がんゲノム医療拠点病院（33カ所）が，また拠点病院と連携してがんゲノム医療を提供する▼がんゲノム医療連携病院（185カ所）が国から指定されています（2022年4月1日時点）。これらの病院ではがん遺伝子パネル検査による医療の提供，遺伝カウンセリングの実施やがんゲノム医療に関する情報提供を行っています。

図39　がん遺伝子パネル検査を用いたがんゲノム医療

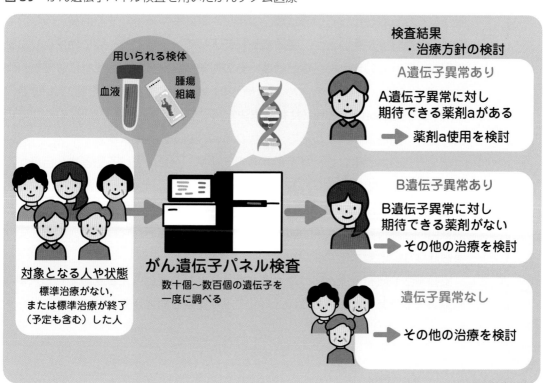

Q13 主治医から「これ以上治療法がない」と言われました。どうしたらよいでしょうか？　薬物療法をやめるときはどういう状況のときなのでしょうか？

A　最初に述べておきますが，「治療法がない」ということはありません。副作用とのバランスにおいて，がんに対する薬物治療には適していないという状態であるという意味で言われたのだと思います。最後にも述べておりますが，それでも**支持療法**や**緩和治療**といった治療法は存在します。

　切除不能な進行・再発胃がんの薬物療法の目的は，「胃癌治療ガイドライン医師用 2021 年 7 月改訂第 6 版」にも記述されています。すなわち，1) がんの進行に伴う臨床症状の改善，2) がんの進行に伴う臨床症状が発現する時期を遅らせること，3) 生存期間の延長，これが薬物療法の目的であり，治療目標となります。

　上記目的が遂行できないと判断されたときが，薬物療法が最適ではないと判断します。例えば，推奨される，あるいは条件付きで推奨される薬物療法の各治療ラインでの薬物療法（一次，二次，三次化学療法など）をすべて投与して，治療効果がなくなってしまっている状態，つまり，有効性が期待できる治療法のない場合や，全身状態が悪いとか，臓器機能が低下しているなど，一般に効果よりも副作用が上回ってしまう場合などでは，その対象になります。いずれにしても，薬物療法をする，しないを含めた治療法の決定は，医療者と患者さん間でのShared decision making（**共有意思決定**）（コラム：95 ページ参照）のなかで相談のうえ，両者が納得する形で決定されるべきものと考えます。

　そして，一番大事なことだと考えるのですが，治療を受ける患者さん自身が，治療を受けたいと自ら思い，自ら判断していただくこと（患者さん自身による治療を受ける意思）が治療を行うための重要な要件になります。逆をいえば，上記の治療目的を遂行できる状況であっても，患者さんの意思がなければ，治療を受ける意味はないと考えます。

　支持療法や緩和治療といった治療を行うことが必要と考えます。それも大事な治療の一つであると認識していただくことが重要と考えます。

⑥支持療法・緩和治療

Q1 進行再発がんで治療中ですが，食事が食べられません。どうしたらよいでしょうか？

　　進行再発がんの場合で，食事が食べられない原因は様々なものがあり，一つの原因だけではない場合も多いです。患者さんが食事をとれないと気持ちの面で落ち込み，体調の悪化にもつながります。また，家族の方もサポートの面で困ることもあり，症状の観察や食欲が落ちたときの対応について医療者は重要と考えております。担当医，看護師，栄養士などの医療者と相談しながら食事がとれるようにするためにできることがないか相談していきましょう。以下に食事がとれなくなる原因と対処法について示します。

1）胃がんや転移による通過障害によるもの

　　がんのため胃が細くなったり，腹膜転移により小腸や大腸が細くなり**通過障害**が起こることがあります。症状としては食べたものが胃の中にとどまりお腹がずっと重い感じになったり，食物が逆流して嘔吐したりします。胃の出口の通過障害の場合は症状を緩和するために**バイパス手術**を行ったり，胃の通過障害の場合は**ステント留置術**を行います。（図40）。手術やステント留置術の適応にならない場合は，症状の緩和が難しい場合も多いですが，食事の工夫について看護師や栄養士などの医療者が患者さんにできることを考えます。

2）がんの進行に伴うもの

　　がんが進行すると「**がん悪液質**」とよばれる体重減少，食欲不振，倦怠感などの主な症状を呈する状態を引き起こすことがあります。胃がんの場合でも高頻度にがん悪液質が見られることが分かっています。食欲が全くわかない，食べ物を見ることも嫌であるというような状態になり，食事が心理的負担になることもあります。対処としてはがんの治療が基本となりますが，食事の工夫や**アナモレリン**（がん悪液質に対しての薬剤）の使用も行っていくことが大事です。

3）がん治療に伴うもの

　　がん薬物療法や放射線治療の副作用として食欲が低下することがあります。がん薬物療法による食欲不振については，治療薬の減量や休薬も選択肢になりますので，症状を担当医に伝えてもらうことが重要になります。また，口内炎や味覚

図 40　胃がんによる通過障害に対しての治療

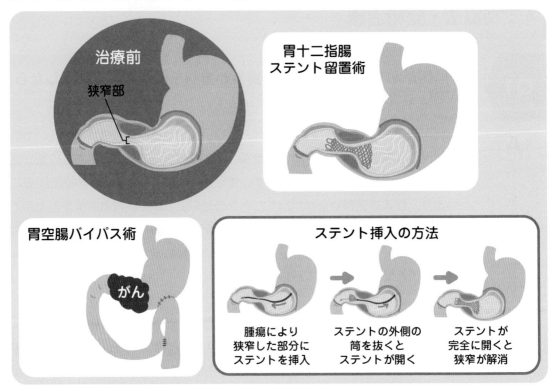

障害が起きて食欲が減ることもありますが，口腔ケアや食事の工夫等で食欲が改善されることもあるため担当医や看護師に相談しましょう。

Q2 腹水があると言われていますが，お腹が張って苦しいです。どうしたらよいでしょうか？

A 　胃がんでは腹膜転移を伴うことが多く，腹膜転移によるさまざまな症状が出てしまうことは，前項の進行再発症例に対してのがん薬物療法（Q8 腹腔内化学療法についておしえてください。：82 ページ参照）で記載した通りです。腹水は，その特徴的な症状の一つです。とくに腹水が大量になると，お腹が張る症状（**腹部膨満感**）に加えて，腹痛，食欲不振，倦怠感，口渇などの**苦痛症状**が強くなったりして，生活の質（QOL）が著しく低下する原因になります。

　実際の臨床現場では，まず腹部膨満に対する鎮痛薬の投与や利尿薬による腹水コントロールが試みられることが多いですが，その効果は概して乏しく，腹水をコントロールすることは困難なことが多いです。以下のような症状緩和治療や支持療法が行われています。

1)鎮痛薬

腹水が貯留して，腹部膨満による疼痛がある場合には，第一選択となり，解熱消炎鎮痛薬や麻薬系の薬剤が用いられます。ただし，腹膜転移による通過障害，大量腹水例等では，完全腸閉塞になるリスクや腎機能低下，消化管に孔が開く等を起こすリスクもあり，注意が必要です。

2)利尿薬

肝機能低下が原因になっている腹水貯留例では効果が認められる場合があります。しかし，胃がんの腹膜転移による腹水貯留例では，効果がないことが多く，漫然と継続することによる脱水を引き起こしたり，**電解質異常***を起こしたりして，かえって全身状態を悪化させることもあるため，注意が必要です。

*電解質異常

身体を構成する水分やナトリウム，カリウムなどの電解質の成分はバランスが保たれています。何らかの理由で電解質の成分のバランスが崩れた状態を，電解質異常といいます。高度の電解質異常があると，意識障害，手足のつりや脱力，不整脈などの症状が現れることがあります。

3)腹腔穿刺

もっとも広く行われる手技で，簡便で外来でも可能な処置です。一時的には症状緩和に有用であるとする報告があるので，第一選択として考えてよいと考えます。ただし，頻繁に針を刺して腹水を抜くことによって，タンパク質の消失，電解質異常，腎機能低下を引き起こすリスクがあるので，注意が必要です。

4)CART(cell-free and concentrated reinfusion therapy)

CARTは大量に抜いた腹水を，専用の装置を用いてがん細胞や不純物を濾過・濃縮して体内に戻すという，保険適用のある処置です。タンパク質の喪失，電解質異常，腎不全の合併症が少なく，大量の腹水を排出することが可能である，という利点がある一方で，設備の普及が十分でなく使用できる施設が限られているという難点もあります。また，臨床試験等で有効性が証明された治療法ではありません。発熱をしばしば認めることには注意が必要であり，心不全，腎不全，出血傾向のある症例などの適応は慎重に判断する必要があります。主治医とよくご相談ください。

5)腹腔-静脈シャント

シャントとは「短絡」のことで，腹腔内と静脈を直接つなぐ通路をつくる治療

です。その短絡により腹水を血管内に流入させます。内科的な治療で改善しない腹水を，静脈系血管に誘導するためのカテーテルを留置する手術治療です。腹水が貯まっている腹腔内と，鎖骨下静脈という鎖骨付近の静脈をカテーテルでつなぎます。通常は局所麻酔で行い皮膚の下にチューブ（**カテーテル**）の通り道をつくり，一体型のカテーテルを留置します。

　頻回の腹腔穿刺に伴うタンパク質や体液の喪失を回避するという利点はありますが，合併症として，**心不全**や**播種性血管内凝固**（**DIC**）という病態を引き起こすリスクがあり，死亡例の報告もあるので，その適応には慎重に検討する必要があります。

Q3 ▶ 放射線治療はどういうときに行いますか？

A

　放射線治療は全身に行うことはできませんが，限られた特定の範囲内においては高い病勢の制御が期待できるという治療です。がんの治療の目的・方針には大きく分けて①根治を目指す（**根治的治療**），②苦痛を抑える（**緩和的・姑息的治療**），③進行を遅らせる，がありますが，放射線治療は進行再発胃がんにおいては，②の目的で用いられます。つまり局所で何か強い症状がある場合に，その部位だけの病勢の制御を行い，それによる症状の緩和を期待して行うということになります。

　代表的な適応としては骨転移と脳転移があります。いずれも遠隔転移の一部ですので，基本的には薬物療法による全身治療によって病勢制御および症状緩和を図りますが，骨転移や脳転移だけが薬物療法に反応しないこともしばしばあります。この場合，薬物療法の継続によっても奏効が期待できないことになり，骨転移に対しては，疼痛といった症状の緩和や将来の骨折を予防するといった目的でその問題となる骨転移の部位に限って，脳転移に対しては頭痛といった症状の緩和や将来的な意識障害の予防を目的に，脳転移の一部（ガンマナイフなど）もしくは全体に（**全脳照射**），緩和的・姑息的に照射を行います。

　その他，皮下転移があった場合に露出，潰瘍化することを予防する目的で照射を行うことがあります。また胃がんの場合は出血に対して行うこともあります（Q＆A支持療法・緩和療法5：91ページ参照）。

Q4　温熱療法はどのようなときに行われますか？

A

●温熱療法とは？

　温熱療法とは，体の組織を高熱にさらすことによりがん細胞を損傷，破壊する治療です。がんの局所に対しての治療法となります。がんの存在する範囲の体の表面を2方向から電極で挟み込み，電流を流してがんの部分を温めます。がん薬物療法や放射線治療の効果を高めることが確認されています。副作用としては，加温に伴う熱感，疲労ややけどなどがありますが，多くは軽度のものです。

●どういうときに行いますか？

　胃がんに対しての有効性は，小規模な臨床試験の結果は報告されているものの，現在のところ，温熱療法は標準治療（コラム：標準治療47ページ参照）としては確立しておらず，胃癌治療ガイドラインで推奨されている治療ではありません。

Q5　手術が適応にならない出血に対してどのような治療がありますか？

A

　胃がんの場合，原発巣（がんの発生した場所）からの出血が大きな問題になることがあります。遠隔転移を有する場合でも内視鏡的処置などの内科的処置で出血が止まらない場合には，根治的にではなく緩和的・姑息的に出血のコントロール目的に胃の切除を行うことがあります。一方，腹膜播種などにより切除も困難な場合には胃への照射を行うことがあります。また照射以外にもカテーテルを用い，胃を通る動脈を詰まらせてしまう（塞栓）ことで止血を図る場合もあります。

　どちらが優先されるかについては患者さんの状態が重要な因子になります。またそれぞれの治療法にもそれぞれメリットデメリットがあります。

　胃切除は，全身麻酔が可能な状態の患者さんしか行うことができません。出血源を取り出してしまうので確実な止血が期待できますが，その後の栄養摂取に問題が生じます。

　放射線治療，カテーテル療法では全身麻酔が不要ですので比較的状態の悪い患者さんでも可能というメリットがあります。放射線治療は治療効果の発現に時間がかかります。つまり，すぐに止血ができるわけではないというデメリットがあります。また，期待するほどの止血効果が得られるかどうかはわからないという側面があります。一方，カテーテル治療は出血をきたす動脈を選択的に塞栓させますので，処置後に止血が得られたかどうかは早い段階で判断ができます。しかし，カテーテルによっても止血ができない可能性が残ることや，胃を通る動脈がふさがった（塞栓）ことにより胃に十分な血流が届かなくなった結果，一定時間経

過後に胃に穴が開いてしまう，壊死してしまうなどのリスクがあります。放射線治療，カテーテル治療も胃が残るというメリットはありますが，施術後すぐに食事が取れるわけではありません。

いずれの治療においても，局所的な治療にとどまるため，転移した他の部位に対する腫瘍に対しては薬物療法を行って対処することが前提になります。全身的な治療とのバランスを考えて行うことが望ましいと考えます。

Q6 食事が取れないときに自宅で点滴をすることはできますか？

胃がんの患者さんでは，病勢の進行や治療の副作用により食事が取りにくい，取れないということは決して珍しくありません。食事が取れないということが一時的(数日以内)であれば大きな問題はありませんが，それ以上となると脱水や栄養不足といった深刻な状態に陥ってしまいます。そうした場合には，経静脈的に水分や栄養分を補給すること，すなわち点滴療法が必要となります。

一般的に行われる**点滴**は腕などの末梢静脈に点滴の針(カテーテル)を留置し数時間投与するものです。水分電解質の補給が主な目的ですが，ブドウ糖液やアミノ酸製剤，脂肪乳剤を使用することもあります。その場合は1日あたりおよそ1,000Kcalまでのカロリーを投与することを目的としています。したがって，食事が取れないという状態が比較的短期間に改善すると見込まれる場合には，こうした方法でその時期を凌ぎ，状態が改善すれば食事を再開することが多いです。

一方で病態により今後しばらく(もしくは永続的に)食事を摂取することが困難と考えられる場合は**中心静脈栄養**を行うことがあります。中心静脈栄養は，鎖骨下静脈などの中心静脈にカテーテルを入れて，高カロリー輸液などの完全な栄養を，静脈的に投与することを目的とします。生命活動や成長に必要な5大栄養素である炭水化物，タンパク質・アミノ酸，脂質，ミネラル，ビタミンのすべての栄養素を，中心静脈から点滴により注入します。長い期間にわたって中心静脈栄養を行う場合には，一般的なカテーテルを使用するよりも**CV ポート(皮下埋め込み型中心静脈アクセスポート)** (図41)を使用することが多いです。

CV ポートは，中心静脈カテーテルの一種で直径2～3cmの円盤状のタンク(ポート部分)と，薬剤を血管内に注入するカテーテルの2つでできており，デバイス本体が完全に皮下に埋め込まれています。このポートを穿刺することで中心静脈カテーテルとして使用可能になります。つまり中心静脈栄養だけでなく，様々な薬物療法の投与，デバイスによっては造影剤や輸血，採血にも使用可能です。使用しない際には抜針すればデバイス全体は皮下にありますので，入浴も可能です。また治療中も両手が使用可能になるのもメリットですし，点滴のたびに

図 41　CV ポート (皮下埋め込み型中心静脈アクセスポート)

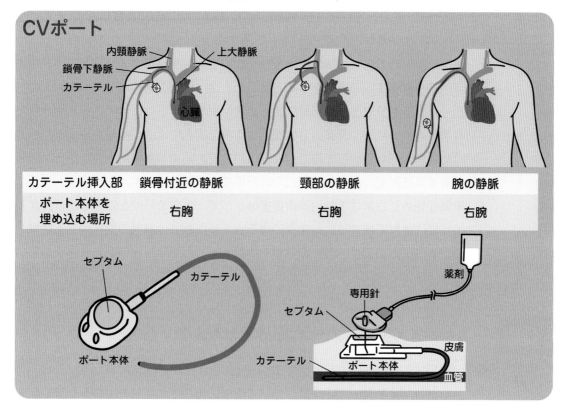

静脈を探す，穿刺がうまくいかず痛い思いを繰り返すといったこともありません。CV ポートは，かばんの肩紐やシートベルトが当たらないような場所である必要があります。CV ポートをどこに埋め込むかについて，事前に医師とよく相談しましょう。

　食事が取れなくなった後もご自宅で過ごしたいという場合にも CV ポートがあると，在宅医や訪問看護師のサポートにより在宅での中心静脈栄養を継続可能な場合が多いです。

Q7 痛みに対して麻薬を使うと言われました。中毒にならないかが心配です。

麻薬 (モルヒネなど) を使うことによる患者さんの心配は何でしょうか？　多くは，依存性があり中毒になってしまう，自分のがんが末期であり先行きが不安になる，といったことが多いようです。がん治療に使われる麻薬は医療用であり，適正に使えば依存性はほぼ心配する必要はありません。また，麻薬の中には痛み止めの効果だけではなく，咳の回数を抑えたり，呼吸を楽にすることで身体の負

担を軽減する効果のある薬剤もあります。副作用としては投与の初期に食欲の低下や吐き気，便秘などがあります。しかし，副作用はいわゆる**支持療法**(吐き気止め，便秘の改善薬など)でかなり対処ができるようになってきています。

　また，医師は処方した薬剤の効果と副作用を見ながら薬剤の調整を行っています。医師が麻薬使用の提案をするということは，現在の治療だけでは痛みのコントロールが不十分であり，麻薬による鎮痛効果が望ましいと判断したためと考えられます。そのため，麻薬処方の提案がされた場合にはよく相談をし，また処方された場合は何回か試していく，痛みに対しての効果や副作用を見ながら薬剤の調整をすることで，適正な使用につながることが期待されます。

　麻薬を始め，さまざまな治療の提案はすべて，生きる日々をできるだけ支えるために検討されてきました。生活の質を支えるためには麻薬の副作用を支持療法でコントロールしつつ，つらい痛みを改善することが，がんの治療を継続していく方法の1つと考えます。

Q8 アドバンス・ケア・プランニングとはなんですか？

●アドバンス・ケア・プランニングとは？

　アドバンス・ケア・プランニング(**ACP**)は，患者さんが望む医療やケアや自身が大切にしていることは何かを前もって考え，患者さんの人生観，価値観，想いを家族や医療者と共有し，一緒に話し合って最適な医療およびケアを考えていくことです。日本では「**人生会議**」という愛称がつけられています。

●アドバンス・ケア・プランニングをするメリットは？

　ACPを行うことにより，患者さんが本当は望んでいない医療をうけることが減ります。ご家族にとっては患者さんの思いがわかることで，患者さんをサポートしやすくなり，心の負担が減ることもわかっています。医療者は患者さんの想いを尊重した形で治療やケアを提供できます。

●いつすればよいの？　誰に相談すればよいの？

　話し合いのタイミングは，がんと診断されたとき，治療を開始するとき，変更するとき，中止するときだけでなく，どの時点でもよいです。患者さんの気持ちや状態は変化していくため何回でも話していくことが大事です。

　がん医療において先々の話し合いは絶えず重い感情を伴います。医療者は質問票を用いたり，話し合いの場を設けたりして患者さんが考えて話ができるきっかけを作るように取り組みを行っています。病院によっては，専任の看護師から看

護外来として，がん治療の今後，緩和ケアについて本人や家族の想い，生活する上での希望などを聞き取り一緒に考え，最適な治療やケアを受けるための支援をしてくれることもあります。

患者さんご自身が話し合いたいと思ったときに，ご家族や医療者に相談されるのがよいと思います。

参照

厚生労働省ホームページ「人生会議してみませんか？」

https://www.mhlw.go.jp/stf/newpage_02783.html

コラム

Shared decision making（共有意思決定）

Shared decision making とは患者さんと医療者が協力して治療方針等を決定していくプロセスのことをいいます。医療者からの説明により利用可能なケア，治療，サポートの選択肢に関してそれらの利点とリスクを理解し，エビデンス（コラム：エビデンス 38 ページ参照）に基づく質の高い情報と患者さんの好みを考慮した上で，より患者さんにあった医療の選択肢について決定を下すことができます。

Q9 ▶ 緩和ケアはどのようなものですか？

世界保健機構（WHO）は「緩和ケアとは，生命を脅かす病に関連する問題に直面している患者とその家族に対して，痛みとその他の身体的・心理社会的・スピリチュアルな問題を早期に同定し，適切に評価し対応することを通して，苦痛を予防し緩和することによって，患者と家族の生活の質（QOL）を改善するアプローチである」と定義しています。

緩和ケアは診断時から治療と並行して行われるべきものとされ，がん診断から治療のすべての経過に関わるアプローチとなります。がんと診断されたときから，緩和ケアをがんの治療と並行して受けることで QOL が良くなることが期待されます。診断時から痛みなどの症状がある場合には鎮痛薬などの処方がなされ，病名告知による気持ちの落ち込みには心理的な支援がなされます。治療中には，抗がん薬や放射線治療の副作用の予防や支持療法が必要となります。これらもすべて緩和ケアです。もし再発や転移などがみつかり，治癒が難しくなってくると，がん治療に対して緩和ケアの占める割合が大きくなります。緩和ケアは主治医や看護師だけが行うものではなく，医療者であれば，誰でもができる行為です。専門的な対応が必要な場合には，緩和ケアを専門とする医療チームに相談し連携して緩和ケアを行っていきます（**図 42**）。

図42　さまざまな専門職からなるチーム（緩和ケアチーム）の例

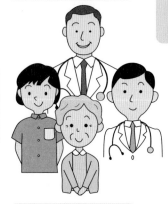

ケアマネージャー
在宅生活を整えます

心理士
つらい気持ちを傾聴し，心のつらさを和らげます

ソーシャルワーカー
経済的な問題や退院・転院に向けた不安に対応します

理学療法士　作業療法士
言語聴覚士
無理のない動きや生活の工夫をアドバイスします

管理栄養士
食欲がないときなど，食事の工夫をアドバイスします

薬剤師
薬の副作用への不安を和らげ，飲み方などをアドバイスします

看護師
体や心のつらさを和らげ，生活を支えます

医　師
がんの治療を行う担当の医師や，体のつらさの緩和を専門とする医師，気持ちのつらさの緩和を専門とする医師が対応します

（国立がん研究センターがん情報サービス https://ganjoho.jp/public/index.html より引用）

　医師・看護師・薬剤師，理学療法士，心理療法士，栄養管理士，医療ソーシャルワーカーなど様々な職種の専門家が，苦痛を和らげ，患者さんと家族の社会生活を含めてサポートします。

Q10　補完代替医療，統合医療とはどのようなものですか？

　補完代替療法の定義についてはいろいろ議論されていますが，国や時代によっても異なります。米国の国立補完代替医療センターの定義では「一般的に従来の通常医療と見なされていない，さまざまな医学・施術，生成物質などを用いた療法」とされています。また**統合医療**は，さまざまな医療を融合し患者中心の医療を行うものです。科学的な近代西洋医学のみならず，伝統医学と補完代替医療，さらに経験的な伝統・民族医学や民間療法などを組み合わせて行う医療のことをいいます。

　補完代替療法は病気を治すことを目的としているのではなく，症状を和らげたり，治療に伴う副作用を軽減するなど，生活の質（QOL）を向上させることを目的とした医療とされています。内容としては，漢方薬，アロマ療法，カイロプラクティス，指圧，マッサージ，針灸，ハーブ，サプリメント（栄養補助食品）など様々なものがあります。

　以前，日本で行われたがんの補完代替療法のアンケート調査結果では，約5割の患者さんが補完代替療法を利用しており，そのうち9割がサプリメントであったことが分かっています。そのサプリメントを使用している4割の方はがんが治ることを期待して使用するということでした。また6割の患者さんは担当医に相談していないという結果でした。

　最近ではインターネットで補完代替療法についての情報が容易に得られるようになりました。がんに効くなどとうたっている広告も多く見かけますが，詐欺的なものもあり，それらの情報がどのような証拠をもって記載されているか冷静に判断する必要があります。補完代替療法として多く用いられているサプリメントは食品であり，がんに対して根拠となる研究結果は十分でありません。

　気を付けておかなければならないのは，補完代替療法のなかには，がん治療の効果を弱めたり，副作用を強くしたりしてしまうものもあることです。担当医に相談せず使用している場合に補完代替療法で副作用が出た場合には，効果の出ている薬物療法を中止せざるを得なくなる場合もあります。

　補完代替医療，統合医療に興味や関心があり使用したい場合は，必ず担当医に相談してください。

参照

・がんの補完代替医療ガイドブック【第3版】2012年
　https://shikoku-cc.hosp.go.jp/cam/dl/index.html
・厚生労働省『「統合医療」に係る　情報発信等推進事業』統合医療とは？
　https://www.ejim.ncgg.go.jp/public/about/

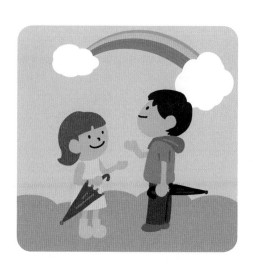

索 引

患者さんのための胃がん治療ガイドライン 2023 年版

2001 年 12 月 10 日 　第 1 版(2001 年版)発行
2004 年 12 月 20 日 　第 2 版(2004 年版)発行
2023 年 2 月 25 日 　第 3 版(2023 年版)第 1 刷発行

編　者	日本胃癌学会	
発行者	福村　直樹	
発行所	金原出版株式会社	

〒113-0034 東京都文京区湯島 2-31-14

電話　編集 03(3811)7162
　　　営業 03(3811)7184
FAX　　　 03(3813)0288
振替口座　 00120-4-151494
http://www.kanehara-shuppan.co.jp/

© 日本胃癌学会, 2001, 2023

検印省略

Printed in Japan

ISBN 978-4-307-20467-5

印刷・製本／三報社印刷㈱

WEB アンケートにご協力ください

読者アンケート(所要時間約 3 分)にご協力いただいた方の中から
抽選で毎月 10 名の方に図書カード 1,000 円分を贈呈いたします。
アンケート回答はこちらから ➡
https://forms.gle/U6Pa7JzJGfrvaDof8

最新研究を踏まえ、解説＆CQがより充実。胃癌治療の決定版！

胃癌 治療ガイドライン

医師用 2021年7月改訂 第6版

日本胃癌学会 ──◉編

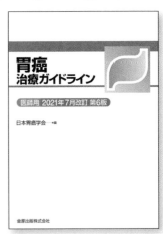

前版の構成（教科書形式による解説とCQ）を踏襲しつつ、本版ではMinds作成マニュアルを参考に推奨の根拠をより明確に提示した。主な改訂点として、食道胃接合部癌に対する治療、腹腔鏡下手術・ロボット支援下手術、化学療法レジメン・アルゴリズム、免疫チェックポイント阻害薬に対して解説・推奨を記載。外科・内視鏡治療、化学療法、緩和的治療に関するCQも32項目と充実し、臨床でより役立つガイドラインとなった。

CONTENTS

日常診療で推奨される治療法選択のアルゴリズム/CQ・推奨一覧

読者対象 胃癌を診療する医師、消化器外科医、消化器内科医、胃癌診療に関わる医療従事者

◆B5判 164頁 ◆定価1,650円（本体1,500円＋税10%）ISBN978-4-307-20428-6

Ⓚ 金原出版 〒113-0034 東京都文京区湯島2-31-14 TEL03-3811-7184（営業部直通）FAX03-3813-0288
本の詳細、ご注文等はこちらから▶ https://www.kanehara-shuppan.co.jp/